AUTRES OUVRAGES DANS LA MEME COLLECTION :

Jean Brun : *Développez votre aptitude au bonheur.*
Julia Cameron & Mark Bryan : *L'Argent apprivoisé. De la dépendance à la liberté d'être.*
Jean Chartier : *Vous et les autres... Cours pratique de caractérologie.*
Bruno Comby : *Comment vous libérer du tabac.*
Bruno Comby : *Stress-control. Comment vous libérer du stress.*
Patrick Estrade : *Vivre sa vie : comprendre, décider et agir.*
Patrick Estrade : *Etre ou ne pas... Comment réussir votre personnalité.*
Patrick Estrade : *Vivre mieux : mode d'emploi.*
Patrick Estrade : *Le Couple retrouvé.*
Patrick Estrade : *L'Amour retrouvé.*
Patrick Estrade : *Bonjour l'ambiance!... Comment améliorer les relations humaines en milieu professionnel.*
Patrick Estrade : *Vous avez dit névrose ? C'est pas moi, c'est les autres!*
Moshe Feldenkrais : *Energie et bien-être par le mouvement.*
Pierre Fluchaire : *La Révolution du rêve.*
Céline Gérent : *Le Guide du savoir-vivre sexuel.*
Alain Houel : *Comment faire face aux gens difficiles dans vos relations quotidiennes.*
Chantal Hurteau Mignon & Christophe Jaouën : *Cherche âme sœur. Pour en finir avec la solitude...*
Patrice Julien : *Cette vie, dont vous êtes le héros...*
Thierry Loussouarn : *Transformez votre vie par la sophrologie.*
Alexander Lowen, M.D. : *La Spiritualité du corps.*
Dr Maxwell Maltz : *Psychocybernétique. Comment changer l'image de soi pour transformer sa vie.*
Leonard Orr & Konrad Halbig : *Rebirth. L'art de la respiration consciente.*
Dr André Passebecq : *Votre santé par la diététique et l'alimentation saine.*
Dr André Passebecq : *L'Enfant. Guide pratique pour les parents et éducateurs.*
Dr André Passebecq : *Psychothérapie par les méthodes naturelles.*
Dr André Passebecq : *Mincir naturellement.*
Elizabeth Pitman : *Et si on se faisait du bien ?... Analyse transactionnelle.*
Marcel Rouet : *Relaxation psychosomatique.*
Marcel Rouet : *Maigrir et vaincre la cellulite par la détente nerveuse.*
Marcel Rouet : *La Maîtrise de votre subconscient.*
Alain Saury : *Régénération par le jeûne.*
Yvonne Sendowski : *Gymnastique douce.*
Jean Spinetta : *Le Visage, reflet de l'âme.*
Robert Tocquet : *Votre mémoire : comment l'acquérir, la développer et la conserver.*
Thierry Tournebise : *Se comprendre avec ou sans mots.*
Gabriela Vetter : *L'Ame sous la glace. Pour comprendre la dépression et en sortir.*

Mincir naturellement

Collection « Psycho-soma »

(le corps et l'esprit)

AUTRES OUVRAGES DU MEME AUTEUR :

Aux Editions Dangles :

Votre santé par la diététique et l'alimentation saine.
L'Enfant. Guide pratique pour les parents et éducateurs.
L'Argile pour votre santé (dictionnaire de naturopathie).
La Santé de vos yeux (rééducation visuelle et régénération oculaire par les méthodes naturelles).
Traitements naturels des affections respiratoires.
Traitements naturels des affections circulatoires.
Traitements naturels des troubles digestifs.
Rhumatismes et arthrites ; traitements naturels.
Psychothérapie par les méthodes naturelles.
Maladies des reins, vessie, prostate ; traitements naturels.

Aux Editions Vie et Action (Gréolières) :

Cours de psychosomatique naturelle.
Initiation à la santé intégrale.
Facteurs naturels de santé.
Cancers et tumeurs.
Vie intime de l'Homme et de la Femme.
Essai sur l'Attitude libératrice.
L'Homme, la Vie et l'Action.
Qui ? Découvrez qui vous êtes et qui sont réellement les autres.
Méthode silencieuse de rééducation vocale.
Méthode antitabac.
Onychodiagnostic : l'ongle, miroir de santé.
Le Livre de l'action et de la réussite.
Sémantique générale.
Neuro-sémantique.

Cassettes de conférences et de stages.
Cours à distance et stages pratiques pour la formation de praticiens de santé (Vie et Action-CEREDOR et Institut de psychosomatique naturelle, Le Roc fleuri, 06620 Gréolières).

Docteur André Passebecq
(M.D., N.D., D.P.S., ex-chargé de cours de naturothérapie à la faculté de médecine de Paris)

Mincir naturellement

Une méthode simple, efficace et durable

Dessins Yannick Mouré

Editions Dangles
18, rue Lavoisier
45800 ST-JEAN-DE-BRAYE

A Yolande, pour sa précieuse participation à l'élaboration de ce livre.

A Jean-Yves Anstet-Dangles, mon éditeur français, pour qui j'éprouve de plus en plus d'estime au fur et à mesure que les années passent…

A. P.

ISSN : 0397-4294
ISBN : 2-7033-0436-6

L'AUTEUR :

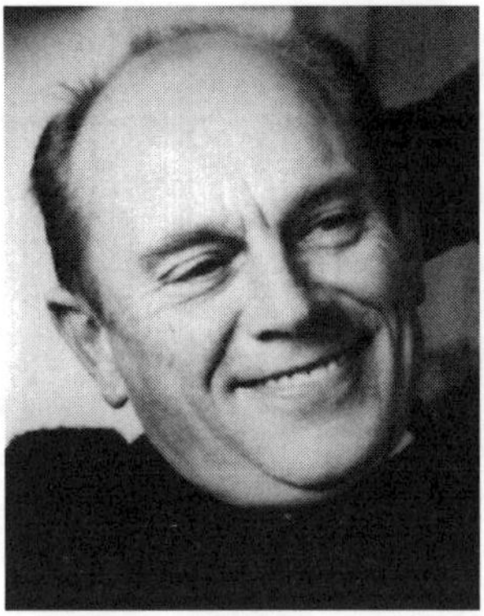

André Passebecq est, en France et dans maints pays étrangers d'expression française (Canada, Belgique, Suisse...) ou autres (Angleterre, Italie, Espagne, Portugal, etc.), reconnu comme l'un des pionniers les plus actifs des méthodes naturelles de santé.

Il a acquis une connaissance large et précise des problèmes physiologiques et psychologiques par les diverses orientations de sa vie. C'est à 30 ans qu'il abandonne une carrière professionnelle du fait de la maladie (ulcère gastrique en plateau, rhumatisme articulaire aigu, arythmie cardiaque, troubles cutanés, etc.). Fort heureusement, il trouva sur son chemin des guides grâce à qui il évolua avec sûreté dans le champ immense des méthodes orthobiologiques.

Docteur en médecine et en psychologie, diplômé de naturopathie (Académie des sciences et recherches de Montréal), de physiothérapie, d'ostéopathie, de rééducation visuelle (méthode Bates), il est également diplômé en organisation scientifique du travail (facteur humain), en graphologie, etc. Il a largement contribué à la création de l'association Vie et Action-CEREDOR (Centre de recherches et d'éducation orthobiologiques) à Gréolières (France) dont les cours sont déclarés à l'Académie de Nice, ainsi qu'à celle de l'Institut de psychosomatique naturelle de Lausanne. Vie et Action assure la formation de nombreuses personnes de tous les milieux professionnels et sociaux, grâce à des cours par correspondance, des stages pratiques, des séminaires de groupe, des congrès... Une brillante équipe de collaborateurs assure, avec dynamisme et compétence, la vie de cette association, de ses groupes régionaux et de ses éditions.

André Passebecq a été chargé de cours de naturothérapie à la faculté de médecine Paris-XIII pendant onze années.

Tous ses livres – écrits seul ou en collaboration – synthétisent donc le fruit d'une expérience peu commune.

Suggestions préliminaires

Comment lire et pratiquer ma méthode de normalisation du poids ? En premier lieu, c'est surtout le résultat qui compte, mais un résultat obtenu sainement et durablement. Vous pouvez opérer à votre gré :

– Soit lire d'abord la partie théorique, du début jusqu'à la fin du chapitre IV, puis commencer à suivre les indications du *carnet de bord.*

– Soit commencer directement à pratiquer, selon le *carnet de bord,* puis lire progressivement la partie théorique.

Toutefois, il est important de suivre sérieusement la progression indiquée par le *carnet de bord,* afin que vous puissiez tirer le meilleur parti de cette méthode qui a largement fait ses preuves. Pour vous aussi, ce sera une réussite. N'en doutez pas !

Si – au début ou en cours de route – vous avez besoin d'informations complémentaires, vous pouvez m'écrire directement :

Monsieur André Passebecq
Vie et Action
Le Roc fleuri
06620 Gréolières (France)

Je ferai tout mon possible pour vous conseiller judicieusement.

André Passebecq.

Pas de sexisme !

Cette méthode est utile au masculin comme au féminin. Toutefois, par galanterie et comme ce livre aura sûrement une majorité de lectrices, les formulations sont exprimées au féminin.

Messieurs, je pense que vous n'en éprouverez aucune gêne, à une époque où les produits d'amaigrissement et de beauté sont de plus en plus recherchés par les hommes... pour le plus grand bonheur de leur compagnes !

PREMIERE PARTIE

Comment perdre naturellement et sûrement vos kilos superflus

CHAPITRE I

Suis-je trop gros, trop grosse ?

1. L'ampleur du problème

Dans notre monde, les personnes qui souffrent de faim et meurent d'inanition se comptent par centaines de millions. En revanche, d'autres centaines de millions de femmes et d'hommes souffrent (ou croient souffrir) de kilos superflus. Ils deviennent plus ou moins obèses et, à tort ou à raison, cherchent à se faire maigrir.

Beaucoup sont *obsédés* par les problèmes de poids. Ils y pensent en permanence et deviennent malheureux. Ils s'estiment anormaux, déchus, en proie aux affres de l'obésité. Ils cherchent des solutions avec angoisse et, dans la plupart des cas, ne les trouvent pas.

Il y a pourtant très peu de sujets de société à propos desquels on a autant écrit, parlé, vendu…

On a élaboré des régimes draconiens plus ou moins bizarres, déséquilibrés, que des millions de personnes ont suivis… avec des résultats presque toujours décevants, immédiatement ou à terme. Des traitements médicaux ainsi que des drogues et hormones nocives ont été présentés avec, souvent, des effets secondaires plus ou moins désagréables ou dramatiques.

Les troubles du comportement alimentaire et général sont devenus courants. Chez de nombreuses personnes, on trouve des « épisodes » d'*hyperphagie compulsive* (c'est-à-dire de suralimentation irrépressible) de type boulimique, même et surtout chez les obèses. Il ne s'agit pas de cas isolés, mais de 20 à 30 % des « gros ».

Ces troubles sont souvent un obstacle difficile à franchir lors de la mise en place d'un programme d'amaigrissement (ou plus exactement d'amincissement).

Les personnes qui en souffrent abandonnent plus fréquemment le traitement ou regagnent rapidement le poids perdu. Souvent, leur souffrance psychologique est si profonde qu'elle justifie une prise en charge spécialisée comportant un traitement psychothérapique. En effet, certains problèmes profonds sont en cause mais aussi l'habitude, qui est devenue une seconde nature.

C'est cette habitude qu'il est, dans la plupart des cas, possible de modifier par une technique dite de **conditionnement opérant.**

2. Le conditionnement opérant

Pour ce qui nous concerne, cette technique est assortie de certaines mesures progressives, non traumatisantes, qui permettent à la personne de retrouver la confiance en elle-même et le chemin de la remise en ordre générale.

Bien sûr, il y faut une *motivation,* c'est-à-dire une idée directrice, une sorte de pulsion intérieure qui porte à accomplir les actes nécessaires sans souffrance ni culpabilisation.

La motivation essentielle comporte également des aspects d'ordre esthétique. Elle fait donc appel à un **désir personnel de changement dans la détente et la confiance.**

Une caractéristique de notre méthode est de **développer en profondeur l'idée d'un mieux-être psychologique, affectif et relationnel.**

La progression vers un amincissement progressif et une joie de vivre retrouvée se réalisera sans à-coup, mais aussi **sans régime excessif,** qui serait immanquablement suivi par un retour boulimique, par une auto-accusation, et souvent par une dépression accompagnée de revendications et même de comportement agressif envers les autres... et envers soi-même.

3. Vous ne regrossirez pas !

Notre méthode assure aussi la **permanence de la normalisation du poids,** ce qui évite les « effets d'accordéon », c'est-à-dire les alternances de boulimie et d'anorexie, d'obésité et de maigreur.

Un point important encore : **il ne s'agit pas d'obtenir une perte de kilos au détriment des muscles et des os,** mais de mincir avec sagesse, d'une manière équilibrée, en évitant l'affaissement des chairs, la déminéralisation, la perte de tonus mental.

La plupart des méthodes d'amaigrissement comportent des restrictions considérables et pathogènes ou déséquilibrantes. Pires encore sont les procédés qui consistent à vouloir réduire le poids en chassant l'eau par des médicaments et des hormones préjudiciables à la santé et à l'harmonie de la personnalité.

Nous avons mieux à faire – et nous allons le faire avec vous, en votre compagnie, c'est-à-dire que nous allons parcourir sûrement le chemin qui vous conduira à l'accomplissement de vos souhaits : mincir, devenir plus svelte, être enfin « bien dans votre peau ».

Nous y annexerons une partie, que vous apprécierez sans doute aussi, sur **la beauté de votre peau.**

A. P.

N. B. : notre méthode vous permet de « traiter votre problème » en synthèse. Toutefois, il vous arrivera peut-être de vous poser certaines questions personnelles. Vous pourrez alors recourir aux conseils d'un médecin naturothérapeute ou d'un praticien d'hygiène naturelle. Vous pourrez aussi écrire à l'auteur. Egalement, vos observations et votre témoignage sur les résultats obtenus par l'application de cette méthode seront les bienvenus – et nous vous en remercions par avance.

4. Votre poids idéal

Maintes formules ont été proposées pour le calcul d'un poids qui serait idéal. En voici une – que je vous conseille d'interpréter, pour votre propre poids, avec un certain sens critique. Il n'y a pas de dogme en la matière.

Serait obèse la personne dont le poids dépasse de plus de 15 % un poids « idéal ».

Ce poids dit *idéal* peut être déterminé par plusieurs méthodes, parmi lesquelles la plus connue est celle du docteur Lorenz :

Au nombre 50, on ajoute les trois quarts (0,75) de la la taille (en centimètres) diminuée de 150. Autrement dit :

P.i. (poids idéal) = 50 + 0,75 x (taille en cm - 150).

Exemple : si vous mesurez 1,60 m, votre poids idéal serait de :

50 + 0,75 x (160-150) = 50 + 0,75 x 10 = 57,5 kg.

Mais suivant que vous êtes de type long ou court (longiligne ou bréviligne), ce résultat peut être interprété diversement, comme nous l'expliquerons dans le chapitre II de ce livre.

CHAPITRE II

Questions et réponses

Question – Chaque kilo supplémentaire est-il superflu ?

Réponse – Nullement. Dans des études anciennes, des compagnies d'assurances avaient conclu – à tort – que l'espérance de vie des personnes maigres dépassait celle des personnes fortes, et que cette espérance de vie déclinait avec chaque kilo, au-dessus d'un poids dit idéal. Cette assertion est fausse.

En fait, des études ultérieures ont montré que le taux de mortalité le plus élevé se trouve parmi les trop corpulents et les très maigres.

Avez-vous 1 ou 2 kilos de plus (ou même 3, 4, 5… et peut-être même un peu plus) ? Si votre mode de vie est par ailleurs assez sain et équilibré, il n'en résultera sans doute pour vous aucun inconvénient… à condition que vous n'en fassiez pas un drame (gare au stress permanent !).

Et puis, *un léger embonpoint est-il inesthétique ou désagréable ?* Rassurez-vous de ce côté ! L'essentiel n'est pas dans cette seule question.

L'excès de poids (la surcharge pondérale), s'il est réellement excessif, représente un risque pour certaines catégories de personnes, par exemple les diabétiques, les hypertendus, certains cardiaques, et il y a alors intérêt à perdre du poids. Mais **cette régularisation doit être progressive, raisonnable, « sage », sans infériorisation ni culpabilisation.**

Question – Plutôt que de grossir, ne vaut-il pas mieux fumer ?

Réponse – Fumer, dans tous les cas, est une erreur grave et parfois funeste. Peut-être, en cessant de fumer, gagnerez-vous un peu de poids si vous vous laissez aller à votre appétit. Toutefois, si vous vous y prenez adroitement, en consommant suffisamment de crudités, vous ne prendrez pas de poids. L'essentiel sera d'agir suivant une certaine méthode, celle que vous allez pratiquer avec nous.

Rappelez-vous que le tabac peut occasionner des problèmes de santé graves aux niveaux digestif, cardiaque, respiratoire, rénal… jusqu'au cancer. Ce serait une grave erreur que de chercher à gagner un peu de sveltesse à l'aide du tabac.

Question – Est-ce que les calories que j'ingère ont une importance sur mon poids ?

Réponse – Certains auteurs et certaines méthodes vous affirment : « Vous allez pouvoir prendre n'importe quelle ration calorique et vous ne grossirez pas grâce à notre système. » Eh bien, c'est faux !

En effet, les calories constituent vraiment un facteur très important dans l'obésité. Ces calories sont apportées par les aliments farineux (amidons), les sucres et les graisses (voir *table des valeurs caloriques* en Troisième partie). Si vous en consommez excessivement, il est bien évident que votre corps va constituer des réserves, certaines en sucre (au niveau du foie, notamment), mais la plupart en graisse. Cette graisse va s'accumuler à différents niveaux suivant votre constitution et votre tempérament : aux fesses, aux seins, au menton, au ventre, aux jambes…

En revanche, **les protéines ne se transforment normalement pas en graisse.** Elles sont utilisées pour l'édification de la charpente osseuse et pour le développement musculaire. Elles sont contenues notamment dans le blanc d'œuf, les viandes maigres, le poisson maigre, les légumineuses (haricots, pois, lentilles, etc.). Si vous prenez un excès de protéines au détriment des autres nutriments, vous risquez d'évoluer vers les maladies hépatiques et rénales, les rhumatismes, les arthrites, la goutte (hyperuricémie), avec excès de rétention d'acide urique, donnant les dépôts d'urates, que l'on trouve dans les muscles, les articulations, les becs de perroquet de la colonne vertébrale, etc.

Ce qu'il faut avant tout, c'est une alimentation équilibrée, que nous étudierons un peu plus loin.

Cette alimentation équilibrée, disons-le dès à présent, comporte une bonne ration de légumes, de fruits (pas trop sucrés), de graines germées, etc., qui apportent des vitamines et des oligo-éléments très utiles pour un métabolisme efficace.

Question – Les régimes « marathon » sont-ils efficaces ?

Réponse – Non. Les régimes intensifs et trop stricts, notamment ceux qui suppriment les hydrates de carbone tout en réduisant tout élément liquide la première semaine, sont des régimes fallacieux.

Bien sûr, le pèse-personne donne à croire que la graisse a fondu. En fait, elle disparaît lentement mais revient très vite lorsqu'on reprend une alimentation normale. Ces régimes sont souvent défavorables à l'équilibre général.

Après avoir suivi une telle formule alimentaire déséquilibrée, on ne reprend d'abord que de la graisse et parfois un peu de muscle, évidemment, mais le résultat est que l'on retrouve vite beaucoup plus de graisse qu'au départ.

Question – Est-ce bien la peine de faire de l'exercice physique ?

Réponse – Non seulement l'exercice physique est utile, mais encore, il est indispensable. La mobilisation générale du corps favorise la respiration. L'oxygène « brûle » les calories qui, autrement, se transformeraient en graisse.

Avec l'exercice, l'appétit se normalise. Le métabolisme général s'améliore et favorise l'amaigrissement. Intervient également la normalisation de la tension artérielle, du taux de glycémie (teneur du sang en sucre) et de la cholestérolémie (teneur du sang en cholestérol).

D'autre part, avec l'exercice bien conduit, des hormones de détente (antistress) se forment spontanément dans l'organisme. Ce sont les bienfaisantes endorphines.

Toutefois, l'exercice et la respiration ne sont à effectuer qu'avec prudence, progressivité et régularité. Faites donc chaque jour de l'exercice sans esprit de compétition. Marchez, faites des mouvements respiratoires, pratiquez une méthode avec ou sans exerciseur, nagez (dans de l'eau saine, bien sûr, en vous méfiant de l'eau trop chlorée), faites de la bicyclette ou du jogging léger et progressif.

Le **bain de soleil** est aussi très favorable. Il contribue à normaliser le métabolisme, mais il doit être pris avec prudence, en dehors des périodes de digestion ou d'ensoleillement intense. Dix ou quinze minutes chaque jour d'exposition au soleil suffisent, avant 11 heures le matin et après 14 heures (heure solaire).

Question – Chacun de nous peut-il grossir ou maigrir avec la même facilité ? Suffit-il de suivre un régime ?

Réponse – Non. Chaque personne a son propre métabolisme et maigrit suivant sa propre personnalité, ses propres problèmes psychologiques, sa propre hérédité, ses propres « orientations pathologiques » (diathèse, prédispositions), etc. Une formule alimentaire doit donc être sagement *individualisée* et prendre en compte les aspects organiques et psychologiques de la personne.

Par exemple, si le **tempérament sanguin** (longiligne sthénique) est dominant pour vous, vous avez besoin de vous dépenser physiquement, d'aller au grand air, de voyager, d'entretenir des relations humaines larges. Mais, prenez garde ! Ne vous laissez pas aller à l'excès alimentaire ou à l'excès de boisson (par convivialité) car vous dépasseriez votre capacité naturelle d'élimination.

Si vous êtes fortement marqué par le **tempérament bilieux** (bréviligne sthénique, c'est-à-dire musclé, dur, ferme, autoritaire, réalisateur), vous avez tendance à prendre une alimentation très protidique (avec viande, poisson, œuf, fruits de mer). Méfiez-vous de l'excès de ces aliments qui vous orienterait rapidement vers des troubles hépatiques, rénaux, arthritiques, etc. Sans doute aurez-vous peu de graisse, mais vous risquez, en vieillissant, de vous épaissir tout en souffrant et en devenant de moins en moins mobile et actif physiquement. Donc, réduisez votre ration protidique et augmentez votre ration glucidique et surtout votre ration de fruits et de légumes, tout en travaillant largement au grand air.

Si vous êtes de **tempérament à prédominance nerveuse** (longiligne asthénique), vous êtes plus sensible aux affections catarrhales (nez, gorge, oreilles, etc.). Vous êtes également sensible à la chaleur et au froid, sensible nerveusement et facilement crispé, abattu. Vous avez peu de risque de devenir obèse, mais il y a celui de devenir un déficient musculaire car vous prenez trop peu d'exercice physique et respiratoire.

Si vous êtes de **tempérament à prédominance lymphatique** (bréviligne asthénique), vous avez tendance à rester trop sédentaire et passif, en mangeant trop d'aliments gras et farineux (pain, pommes de terre, pâtes, fromages...). Vous «faites de la graisse» tout en étant sous-minéralisé. Les amas graisseux s'accumulent au ventre et aux fesses, les jambes deviennent lourdes, la circulation sanguine est insuffisante, la respiration est faible, avec une cage thoracique étriquée. C'est vous qui aurez probablement le plus de difficulté à réaliser avec suffisance votre dose d'exercices physique et respiratoire et à modifier votre alimentation. Mais, avec un peu de bonne volonté et de compréhension, vous allez y parvenir. La méthode que vous allez suivre avec nous vous sera très bienfaisante. Elle favorisera chez vous l'épanouissement musculaire, l'élimination des graisses superflues, la tonification générale du corps et du maintien, la minéralisation osseuse et l'activité intellectuelle.

Il n'y a pas de secret universel, il n'y a pas de recette miracle ni de panacée, mais une **individualisation** (aisée) dont nous allons vous donner la formule.

LONGILIGNE STHÉNIQUE	BRÉVILIGNE STHÉNIQUE	LONGILIGNE ASTHÉNIQUE	BRÉVILIGNE ASTHÉNIQUE

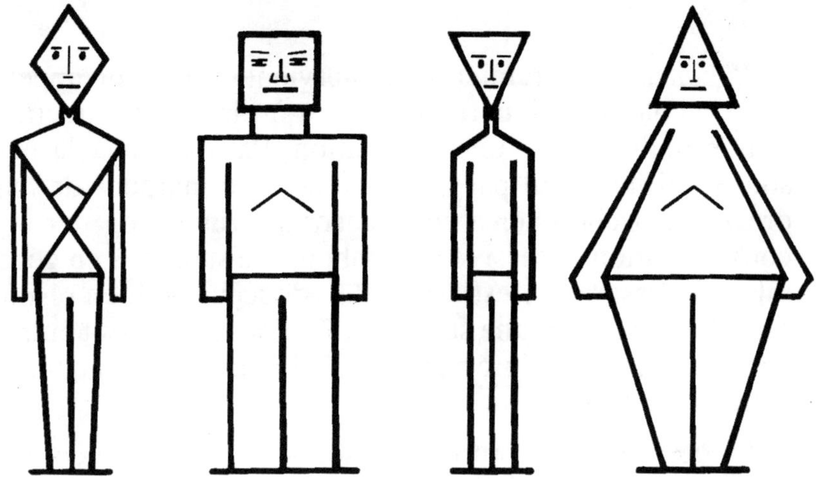

SANGUIN	BILIEUX	NERVEUX	LYMPHATIQUE
Respiratoire Mobile Souple	Musculaire Réalisateur Dur	Cérébral Penseur Fin	Digestif Sédentaire Lourd

FORME GÉNÉRALE DU VISAGE :

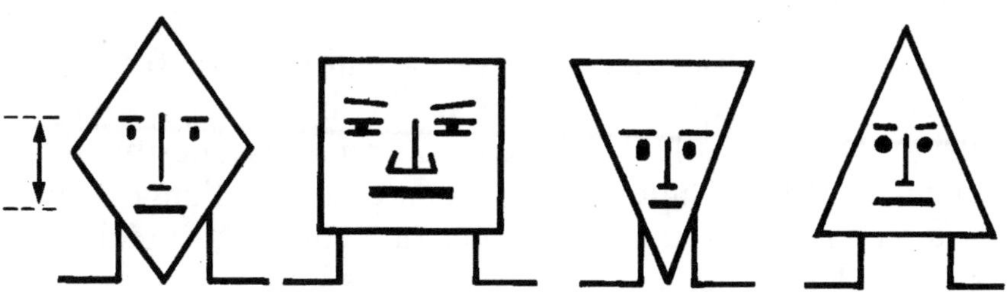

Importante zone médiane : respiratoire	Largeur et puissance des trois zones	Zone supérieure prédominante	Zone inférieure prédominante

Question – Comment le stress peut-il me faire prendre du poids ?

Réponse – En premier lieu, intervient ce que l'on appelle en psychologie la **frustration,** c'est-à-dire l'insatisfaction, la non-réalisation d'une motivation. Par exemple, la personne qui ne reçoit pas suffisamment de marques de tendresse peut chercher à compenser sa frustration par une consommation excessive de bonbons, de sucreries en général, de pâtisseries, c'est-à-dire de « douceurs ». Il en résulte alors fréquemment une surcharge en graisse qui peut entraîner un sentiment d'infériorité, lequel renforce la tendance à compenser ou surcompenser.

La déformation corporelle – souvent considérée comme une « tare » – conduit fréquemment à une modification de l'image du corps et à une modification parallèle de l'attitude face à la féminité ou à la masculinité, et la sexualité peut s'en trouver affectée. Nouvelle infériorité, nouvelle frustration, qui cherchera sa compensation dans des voies parfois aberrantes, dans les relations comme dans le comportement alimentaire.

En définitive, « la bouche » est souvent choisie comme siège de la recherche inconsciente d'une régulation psychologique.

La prise de conscience de certains sentiments de frustration ou d'anxiété, qui sont à l'origine de l'hyperphagie compulsive, est donc utile. Nous ne recourrons pas à des médicaments destinés à lutter contre la dépression ou l'angoisse. Il y a bien mieux à faire, et c'est ce que nous vous préciserons dans les conseils que vous lirez plus loin.

Question – Pourquoi ai-je tendance à grossir au moindre excès alimentaire ?

Réponse – Certaines personnes grossissent vite. D'autres gardent longtemps – et d'une manière involontaire – leur poids « normal », tout en faisant des excès plus ou moins fréquents.

En premier lieu, nous n'avons pas tous la même capacité de métaboliser et d'éliminer. Certaines personnes sont venues au monde avec cette faculté particulière de maintenir leur poids à un certain niveau et d'éliminer aisément le superflu.

D'autres, au contraire, sont dotées d'une moindre capacité de régulation du poids. Des problèmes d'hérédité interviennent sans aucun doute. Egalement, les caractéristiques de la vie intra-utérine exercent une influence certaine ou probable sur les problèmes ultérieurs de l'enfant et de l'adulte : l'alimentation de la mère, les stress qu'elle a subis, les traitements hormonaux et autres qu'elle a dû supporter pour des troubles bénins ou graves, etc. Puis, après la naissance, la qualité de la nourriture de l'enfant puis de l'adolescent intervient à un niveau que nous mesurons bien maintenant.

Prenons l'exemple de l'enfant nourri imparfaitement : lait artificiel qui ne lui convient pas, sucre et aliments farineux excessifs, jus de fruits incorrects et donnés en quantité excessive, insuffisance d'apports en vitamines et oligo-éléments, etc. Ces erreurs alimentaires chez le petit enfant peuvent avoir un retentissement considérable à l'adolescence puis à l'âge adulte. Notamment, l'enfant trop gros, gras, blafard, peut être le siège d'un développement de certaines cellules dites « graisseuses ». Ces cellules ont la particularité de retenir les graisses d'une manière prioritaire. A la moindre surcharge alimentaire succède une surcharge des cellules graisseuses. L'enfant se gonfle d'une graisse qui se perd difficilement et, si elle s'élimine dans une certaine mesure, elle est ensuite regagnée très vite, les cellules graisseuses étant avides de reprendre le plus possible de graisse dans l'environnement intra-organique.

C'est pourquoi il est indispensable d'assurer à l'enfant une vie intra-utérine saine puis, après la naissance, de l'alimenter le plus naturellement possible : lait maternel (ou, en cas de carence, utilisation de laits se rapprochant du lait maternel : par exemple, le lait de jument ou d'ânesse), juste ce qu'il faut de sucres naturels, mais aussi de vitamines et d'oligo-éléments extraits des légumes et des fruits.

On évitera soigneusement chez l'enfant les excès d'amidons et de sucre surtout si ces glucides sont déséquilibrés par le raffinage, le chauffage, l'adjonction de substances indésirables (additifs, colorants, aromatisants, conservateurs...).

Toutefois, confiance ! Si vous avez été très gros dans votre petite enfance et si vous formez vite de la graisse, rien n'est perdu. Au prix d'un petit effort supplémentaire, vous retrouverez votre poids normal et, avec une alimentation saine et un mode de vie équilibré, vous garderez ce poids normal et cette tonicité musculaire auxquels vous aspirez.

Question – Quel est mon poids idéal ?

Réponse – Le poids idéal est une notion illusoire. Le nerveux à la charpente osseuse grêle pèsera normalement moins que le bilieux à très forte charpente osseuse et à la musculature abondante et tonique. Ne vous basez donc pas sur un poids idéal, mais sur la qualité de votre esthétique générale.

Il y a des femmes boulottes, notamment les sanguines « bien en chair », dont le poids sera plus élevé que celui des statistiques habituelles. Leur norme n'est pas une moyenne statistique. La norme, c'est l'expression de ce qui est normal compte tenu de notre constitution, de notre bien-être, de notre qualité de vie.

L'essentiel est d'être bien dans sa peau, sans troubles particuliers, de garder un corps alerte, un esprit vif, la bonne humeur, la capacité à travailler intensément sans fatigue excessive et aussi la pulsion intime d'aimer, d'aider, de communiquer la bonne humeur et le bonheur autour de soi.

Question – Pour maigrir, dois-je dormir peu ou beaucoup ?

Réponse – Ici encore, une moyenne statistique vous apprendra peu sur votre propre personne.

Dormez suffisamment pour vous sentir bien au réveil : six heures, huit heures… Ne dormez pas trop si vous sentez que vous vous alourdissez.

Plus vous vous vitalisez par l'exercice physique mesuré et par le sommeil et la relaxation, plus vous rendez votre organisme apte à tirer partie de la nourriture pour ses propres besoins et plus vous augmentez votre capacité à vous détoxiquer.

Une suggestion, peut-être : le repos sous forme de sieste après le repas de midi (vingt minutes au maximum) améliorera probablement votre digestion et vous rendra plus actif dans l'après-midi. Toutefois, si vous vous sentez en pleine forme (sans excitant) après le repas de midi, ne faites pas de sieste mais consacrez peut-être un peu plus de temps à votre sommeil nocturne. Petit à petit, vous deviendrez votre propre médecin, si ce n'est déjà fait. Dans ce cas, vous aurez remarqué que le fait de s'endormir sur des pensées positives rend le sommeil plus efficace, plus reposant, pleinement régénérateur.

C'est pendant le repos profond que l'organisme se libère le plus puissamment des déchets de son métabolisme et qu'il se régénère avec le plus d'intensité.

Un conseil encore : ne prenez pas de somnifères pour dormir. Vous risqueriez, avec certains médicaments, de réduire la qualité de la phase paradoxale de votre sommeil, celle qui, avec la phase de sommeil profond, est la plus précieuse pour la régulation de votre poids.

CHAPITRE III

Vers la minceur

1. En premier lieu, acceptez votre corps

Dans la plupart des cas de surpoids, même léger, il y a **rejet de l'image du corps.** Celui qui se sent un peu gros peut se polariser sur les petits coussins qui se forment par-ci, par-là et se sentir en infériorité. Il risque alors de refuser son corps, le considérant inesthétique, répugnant pour les autres, se croyant la cible de sarcasmes et de moqueries.

En premier lieu, **accueillez donc votre corps.** Aimez-le tel qu'il est. Avec lui vous constituez un couple qui va progresser vers le résultat souhaité, c'est-à-dire – dans le cas qui nous occupe – vers l'amincissement progressif, vers la réduction de l'obésité, de la surcharge en graisse notamment.

Ce corps, c'est vous. En modifiant votre attitude mentale, vous allez modifier vos formes corporelles.

Acceptez votre corps ; appréciez ce qu'il a de beau et d'esthétique. Demandez-vous si les modifications que vous voulez lui apporter sont réalistes. Nous connaissons tous des femmes qui, parfaitement proportionnées par ailleurs, sont polarisées sur ce qu'elles appellent « leur » cellulite. Elles en rêvent, en souffrent, se sentent infériorisées par rapport à leurs amies qui, elles, ne se plaignent pas de cette « tare ».

Rassurez-vous ! Si vous avez un peu de cellulite, celle-ci va se réduire et probablement même disparaître pendant que vous suivrez la méthode que nous vous proposerons.

Comme nous l'avons vu, chez certaines personnes plutôt lymphatiques une partie du corps peut maigrir mais d'une manière apparemment peu équilibrée. C'est alors, peut-être, un problème de circulation sanguine de retour.

Au départ, fixez-vous des objectifs modestes ; **ne cherchez pas à brûler les étapes.** Les résultats progressifs sont souvent les plus sûrs.

Ne tentez pas d'adapter votre corps aux canons de la dernière mode. Tantôt, il s'agit de la mode « haricot vert », tantôt la mode est aux formes opulentes. Restez vous-même. Ce qui importe, c'est que **vous vous sentiez bien** dans votre corps, dans votre tête, dans vos activités, dans vos relations humaines, dans vos relations intimes.

Si vous vous polarisez sur un « défaut », vous risquez de ne plus être vous-même dans vos rapports humains. Des problèmes de relations intimes et sexuelles peuvent alors intervenir, avec redoublement de conséquences sur le plan alimentaire, donc dans le domaine de votre nutrition – et de votre esthétique.

2. Ne prenez pas les choses au tragique

Portez des vêtements qui mettront votre silhouette en valeur. Etudiez bien la couleur, les lignes, la coupe de vos robes, de vos pantalons, etc.

Evitez les régimes débilitants. Votre alimentation sera équilibrée, harmonieuse, mais sans sectarisme ni dogmatisme. Vous vous sentirez alors bien dans votre peau et bien dans votre assiette.

Appliquez-vous à choisir des aliments relativement faibles en calories (voir *table des calories* en Troisième partie), mais n'essayez surtout pas de vivre uniquement de pamplemousses, de laitue, de viande, de thé ou de café !

La plupart des déséquilibres et des échecs viennent de ce que l'on a voulu aller trop vite et prendre des excitants. Or, tout excitant conduit à la dépression s'il est puissant et si l'on fait durer ce régime de « surcompression ».

3. L'exercice physique

Votre exercice sera doux au départ, puis de plus en plus intense, de manière que vous transpiriez légèrement après la première période de mise en train. Cet exercice devrait être pratiqué au moins tous les deux jours – et si possible chaque jour.

Faites une promenade tranquille à pied ou à bicyclette, si vous le pouvez. Cette promenade ne brûle pas plus de calories que deux ou trois petits mouvements de gymnastique, mais la marche assez rapide accélère la circulation et représente un bon moyen de « détoxication ».

Au début, consacrez dix minutes par jour à un effort un peu soutenu et prolongé. Petit à petit vous arriverez à vingt-cinq ou trente minutes chaque jour.

Mais avant d'entreprendre l'exercice physique, si vous n'en avez jamais fait ou si vous n'en avez pas fait depuis longtemps, consultez tout de même un médecin pour vérifier l'état de votre cœur et de certains organes essentiels.

En tout cas, **pas d'exercice brutal.** Prévoyez une mise en train à allure modérée pendant dix minutes, puis une période plus intensive de quelques minutes, avant le retour au calme de cinq à dix minutes.

Autre conseil : vigilance ! Une fois installés, les kilos supplémentaires ne se laissent pas facilement déloger. Un changement de vie au profit d'habitudes plus sédentaires marque souvent l'apparition du premier bourrelet. C'est alors qu'il faut être attentif. C'est le moment d'entreprendre ou d'accentuer l'exercice physique, avec pondération et, répétons-le, sans esprit de compétition.

Si les bourrelets sont déjà installés, ayez pleine confiance : ils vont se réduire petit à petit, dans la limite où vous le souhaitez. Votre mari, Madame, y est peut-être attaché ?...

4. Conseils alimentaires

a) Le problème du sel

On vous dira que le sel fait grossir, qu'il retient l'eau, qu'il abîme les reins, qu'il donne de l'hypertension, etc.

N'accueillez cette mise en garde qu'avec méfiance. En effet, il vous faut chaque jour un peu de sel marin complet. Ce nutriment est nécessaire, sauf dans certains cas tout à fait exceptionnels et qui ne sont pas forcément l'hypertension ni les troubles rénaux. Un avis médical est nécessaire car les anciennes préventions à l'égard du sel ont été remises récemment en cause.

Donc, prenez un peu de sel marin complet chaque jour (environ 3 à 5 g) et salez très légèrement vos aliments (sauf contre-indication médicale précise).

Par ailleurs, **votre alimentation doit être suffisamment riche en iode.** La carence iodée peut, à elle seule, être à l'origine de l'obésité ou de la cellulite. Certaines régions très éloignées de la mer ont un air ou une eau qui en sont particulièrement dépourvus.

Indépendamment du sel marin, les sources naturelles de l'iode sont les produits de la mer, avec les fruits de mer et le poisson, le cresson, le soja, l'ail, les biscuits ou entremets à base d'algues, des comprimés ou des gélules aux algues marines, etc.

b) Les coupe-faim

Sachez aussi prendre des coupe-faim de temps à autre comme nous allons le voir.

Si votre repas du matin n'a pas été suffisant, n'hésitez pas à prendre un jus de légumes (naturel) ou un biscuit sec biologique, ou éventuellement deux ou trois dattes en cours de matinée. Si votre repas de midi n'a pas été suffisant, prenez un tel coupe-faim dans le courant de l'après-midi.

c) Les carences magnésiennes

Une carence magnésienne peut apparaître dans certains cas chez des personnes en surpoids, au moment de la perte de la graisse excédentaire. Alors peuvent apparaître des symptômes de fatigue, de mauvaise humeur, d'anxiété, souvent imputables à cette carence en magnésium. Avec l'avis de votre médecin, vous pouvez peut-être prendre alors un peu de magnésium sous une forme alimentaire de préférence : par exemple, le chlorure de magnésium vendu dans certaines préparations diététiques.

Rappelons que des études en chronopharmacologie semblent avoir montré que le magnésium est plus actif lorsqu'il est pris dans la matinée, en association avec un peu de jus de fruits ou de légumes biologiques.

d) Les graines germées

La germination confère aux graines une vitalisation exceptionnelle, avec augmentation du contenu en vitamines, oligo-éléments et même protéines des graines (d'origine biologique, c'est-à-dire exemptes de chimie de synthèse pour leur production, leur conservation et leur préparation). La graine germée est réellement un super-aliment, un « aliment miracle ».

Les graines les plus faciles à préparer sont celles de blé, d'épeautre, de tournesol, de fenugrec et de luzerne (alfafa).

Si vous êtes au travail ou en déplacement, vous pouvez prendre, tout comme chez vous, un peu de graines germées sous forme crue ou préalablement préparées en gratin qu'il ne vous reste plus qu'à faire réchauffer, par exemple. Le gratin est fait à l'aide de blé germé, de luzerne germée, de tournesol germé ; le tout est bien concassé et malaxé, puis doucement cuit au four avec un peu d'œuf ou de fromage (sans oublier un peu de sel marin complet).

Vous obtenez un excellent plat, très riche en nutriments vitalisants. En plus, prenez un peu de légumes verts ou de légumes racines (carotte, betterave rouge, etc.). Vous aurez ainsi un repas léger, agréable et particulièrement revigorant.

Supprimez les desserts dès que vous prenez du poids.

Régularité : faites en sorte de ne pas grossir plutôt que de dévorer toute l'année et de vous mettre au régime juste avant les vacances et la plage.

Il n'y a nul besoin de se soumettre à des cures difficiles et trop restrictives. Dans certains cas, elles peuvent être utiles pendant quelques jours, mais vous conviennent-elles psychologiquement ? Cette remarque vaut pour le jeûne, dont nous allons vous parler un peu plus loin.

5. Répartition de votre alimentation dans la journée

Voyons maintenant d'une manière plus précise l'ordonnancement de vos repas.

a) Le petit déjeuner

Le repas du matin peut être copieux : vous ne grossirez pas pour autant.

Il doit être équilibré, c'est-à-dire comporter à la fois des aliments hydrocarbonés (autrement dit des amidons, des huiles et graisses bien choisies). Il doit aussi comprendre des aliments protidiques, ainsi que des légumes et des fruits riches en vitamines et en oligo-éléments.

Il y a souvent intérêt à faire précéder ce petit déjeuner par de l'eau qui sera bue au moins une demi-heure auparavant, si possible au lit. Prenez l'eau la moins minéralisée possible, du type Mont-Roucous, Volvic, Evian par exemple.

Prenez-en un ou deux grands verres à petites gorgées, si possible au lit, puis attendez quelques minutes. Au lever, vous urinerez peut-être plus abondamment, mais l'eau froide prise de cette manière possède aussi l'avantage de réduire parfois un autre problème : la constipation.

Pratiquez quelques exercices physiques très doux ou faites une petite marche en attendant de prendre le petit déjeuner (une demi-heure au moins après avoir pris l'eau).

Le repas lui-même sera, par exemple, une tranche de pain bis et un œuf, ou encore une tranche de pain et un morceau de fromage de bonne qualité, ou bien encore quelques fruits secs sucrés (raisins secs, dattes) et quelques fruits oléagineux (pistaches, amandes, noisettes, noix du Brésil), mais quelques-uns seulement. Bien d'autres formules sont possibles, en fonction de vos inclinaisons, mais en évitant certains aliments dont nous allons parler un peu plus loin.

Comme je vous l'ai dit, si vous avez faim dans la matinée, vers 10 ou 11 heures, feront l'affaire quelques dattes ou un peu de raisins secs, ou éventuellement un petit biscuit sec ou encore un jus de légumes (betterave rouge, carotte).

b) Le déjeuner

Une demi-heure avant le repas de midi, buvez lentement un ou deux grands verres d'eau peu minéralisée, comme le matin. Il est en effet utile de ne pas boire, autant que possible, au cours du repas ni juste après.

A ce repas de midi, prenez une nourriture suffisante mais tout de même modérément. Restez un peu sur votre faim.

D'ailleurs, vous n'aurez pas un appétit excessif parce que vous n'aurez probablement pas d'hypoglycémie, surtout si vous n'avez pas pris de café ni de thé le matin. Ce sont en effet de faux aliments générateurs de dépenses énergétiques inutiles, c'est-à-dire d'utilisation excessive d'aliments hydrocarbonés. Rappelons que l'excitation fournie par le café ou le thé peut être suivie d'hypoglycémie après la période d'excitation qu'ils causent.

Donc, à midi consommez des légumes verts cuits et crus, une tranche de viande rouge ou blanche (poulet, par exemple) de la meilleure qualité biologique possible, ou du poisson, ou un œuf, ou un peu de fromage en association avec ces protides. Prenez un peu d'hydrates de carbone sous forme de riz semi-complet, de pâtes, de boulghour, de millet, de quinoa, de maïs, de pommes de terre… toujours en quantité modérée.

En principe, prenez, en poids, autant d'aliments protidiques que d'aliments riches en amidon (les hydrocarbonés).

Bien sûr, par temps froid vous augmenterez la ration d'hydrocarbonés ; par temps chaud, vous la réduirez.

Ne succombez pas au dessert, car ce plat est souvent sucré (trop même) et superfétatoire.

A 16 heures, si nécessaire, prenez donc soit un biscuit sec, soit une ou deux dattes, soit un peu de raisins secs ou deux ou trois pruneaux et de l'eau. N'oubliez pas de prendre un ou deux verres d'eau en fin d'après-midi.

c) Le dîner

Autant que possible, **mangez très peu le soir.** Contentez-vous, à ce repas, d'une salade ou d'une soupe légère de légumes et d'une pomme. Pas de pain, de viande, de charcuterie ni d'autre chose.

Donc, le soir, jeûnez presque entièrement – sauf exceptions, bien sûr. Et même, le soir, si vous n'avez pas faim, si par exemple vous avez pris un repas de midi trop copieux, contentez-vous de deux ou trois verres d'eau bus lentement et espacés de cinq à dix minutes.

Votre alimentation sera donc bien équilibrée en protides, glucides, minéraux, vitamines, et c'est l'ensemble de ces éléments qui va vous permettre d'accéder à une bonne harmonie alimentaire – ce qui vous assurera une normalisation progressive de votre poids.

Vous ne vous affaiblirez pas. On vous dira qu'étant donné la réduction de votre ration alimentaire, vous allez ressentir un affaiblissement, à compenser par des excitants. N'en croyez rien. Une alimentation saine et légère va, au contraire, vous fortifier, renforcer vos défenses immunitaires et éviter la dépression physique ou nerveuse. Effectivement, après quelques jours d'adoption de ces simples règles, vous allez ressentir chez vous un allégement accompagné d'une clarté d'esprit que vous n'aviez pas connue depuis longtemps, même sous l'effet (factice et transitoire) du café et des autres excitants, drogues comprises.

6. Associations alimentaires nocives

Il n'est pas question de vous inciter à appliquer strictement certaines formules excessives, mais il est bon d'éviter les associations suivantes au cours d'un même repas :

1. Une des plus nocives : prendre des fruits acides ou mi-acides dans un repas comportant des aliments farineux (pain, pâtes, pommes de terre, riz, etc.). En effet, cette association conduirait à des fermentations, c'est-à-dire à la transformation d'aliments en alcool, avec acidification, nutrition insuffisante, déminéralisation, fatigue, tendance à la dépression.

2. Par ailleurs, l'association de l'œuf et de la viande au même repas n'est pas toujours bien tolérée. Elle peut être à la source de maints problèmes : certaines allergies que l'on impute à l'œuf (problèmes hépatiques, cutanés, etc.), putréfaction de la viande ingérée, etc.

3. Evitez aussi de prendre au même repas de l'œuf ou de la viande ou du poisson et des fruits oléagineux ou des graisses cuites. Il s'ensuit des retards de digestion avec, fréquemment, putréfactions gastro-intestinales, empoisonnement, etc.

4. Abstenez-vous, en fin de repas de midi et de toute manière dans la journée, de café ou de thé – ou tout au moins réduisez votre consommation de ces boissons.

7. Le jeûne

Certaines personnes préfèrent jeûner pour maigrir. Il faut alors prendre certaines dispositions, car un jeûne entrepris sans précaution peut-être défavorable et même dévastateur. Préparez le jeûne en adoptant progressivement une alimentation légère et de plus en plus crue. Après une ou deux semaines d'une telle préparation, jeûnez une journée en ne consommant que de l'eau (deux ou trois litres suivant la soif).

Après cette journée de jeûne, reprenez progressivement l'alimentation, dans le sens inverse de votre préparation : des crudités, puis de plus en plus d'aliments plus variés et éventuellement cuits.

Le jeûne hydrique peut être remplacé, avec les précautions que nous vous avons indiquées ci-dessus, par une **diète de jus de fruits ou de légumes :** raisin, chou, carotte, betterave rouge, etc. Cependant, ne prenez pas inconsidérément de ces aliments que l'on dit faibles en calories. Leur acidité ou certains de leurs caractères pourraient entraîner chez vous des irritations et une dévitalisation si vous les preniez en quantités excessives.

Par exemple pour le raisin, après quelques jours d'alimentation crue, il vaut mieux ne pas dépasser 250 g le premier jour, 500 g le deuxième jour, et 750 g les jours suivants. Vous pouvez ainsi faire une cure de raisin pendant une ou deux semaines, mais vous avez tout de même intérêt à vous faire conseiller par un praticien compétent.

En effet, pendant les deux ou trois premiers jours de jeûne, votre organisme vit sur les *réserves de sucre* du foie. Après ces deux ou trois premiers jours, l'organisme va vivre sur ses *réserves de graisses.* Un travail intense sera réalisé au niveau du foie. Dans certains cas, l'acétone pourra apparaître et s'accompagner de maux de tête, de nausées et de vomissements. Il sera alors préférable d'apporter un peu de miel ou de sucre de canne naturel dilué dans de l'eau, puis de reprendre doucement l'alimentation.

Il est bien évident que l'amaigrissement est plus rapide, en général, au cours du jeûne que si l'on prend une ration réduite d'aliments courants. Toutefois, le jeûne est une « chirurgie sans scalpel » suivant l'expression d'un médecin spécialiste de cette thérapie. Le jeûne peut donc être la meilleure ou la pire des choses.

Il est possible de maigrir rapidement par le jeûne, mais, après la cessation de celui-ci, l'organisme et les cellules sont avides de nourriture et en tirent un meilleur parti. Il suffira de reprendre une ration dite *normale* pour voir parfois le surpoids se reconstituer en quelques jours ou quelques semaines.

8. L'ambiance de vos repas

En cas de forte tension nerveuse, certaines personnes se jettent sur la nourriture et grossissent ou détraquent leurs fonctions digestives. Sans aller jusque-là, insistons sur l'importance d'une **attitude calme et détendue, heureuse,** lors du repas.

Avant de vous mettre à table, vous avez intérêt à vous relaxer quelques minutes, en position allongée, dans une pièce assez chaude. Prenez ce petit temps pour vous, pour votre bien-être. Même si le repas doit être pris d'urgence, accordez-vous ce repos bienfaisant de quelques minutes. Puis mettez-vous à table lentement, en souriant (intérieurement et extérieurement). Vous savez que la nourriture vous sera utile et bienfaisante. Vous éviterez les conversations négatives, marquées d'agressivité ou de dénigrement. Restez dans votre attitude pleinement positive.

Si votre entourage comporte des personnes d'esprit négatif, apprenez à vous en détacher. Leur présence vous sera alors indifférente.

Cette attitude n'est pas toujours facile à acquérir mais entraînez-vous-y, en dehors du repas, par la visualisation positive : fermant les yeux, en état de détente, représentez-vous à table bien calme, ne portant pas attention aux comportements ou paroles négatifs mais, au contraire, orienté vers la placidité et la confiance.

S'il le faut, ne prenez pas votre repas en même temps que ces personnes qui vous importunent par leurs réflexions négatives. Faites valoir tous les prétextes possibles pour prendre votre repas seul parfois ou, le plus souvent, en heureuse compagnie – et libérez-vous de la culpabilité que vous auriez à agir de cette manière. Vous ne portez préjudice à personne et… vous vous rendez service.

9. La relation à votre corps

Insistons sur votre attitude psychologique à votre propre égard. De nombreuses personnes de tout âge peuvent être trop fixées sur certains aspects de leur corps qu'elles jugent peu compatibles avec l'esthétique.

L'une trouve qu'elle a des joues trop grosses ; une autre, des cuisses trop rebondies ou des mollets trop gros ou trop fins, etc. C'est le signe que la personne n'est « pas bien dans sa peau ». Rappelons que, probablement, dans l'enfance, il y a eu contact négatif avec l'entourage. Par exemple, l'enfant a été l'objet de sarcasmes ou de remarques ironiques. Il s'est senti inférieur à d'autres (par sa taille, son poids, ses résultats scolaires, ses performances sportives…).

Vous-même, vous avez peut-être fait une « fixation » sur une image négative de votre personnalité, de votre corps, de votre intelligence, de vos possibilités ?

Ce sentiment d'infériorité, qui s'est peut-être transformé en complexe, vous conduit à reporter sur votre corps des sentiments qui sont d'une tout autre nature mais que vous avez polarisés sur une partie de votre personne.

Nous vous le redisons : **Aimez-le, ce corps !**

Prenez la résolution de ne plus vous laisser aller à la boulimie quand vous éprouvez des déceptions d'ordre affectif ou professionnel. Autrement dit, **ne réagissez plus en personne frustrée.**

Bien des femmes ou des hommes, quand ils se trouvent devant une passe difficile de leur vie, se mettent à manger goulûment du sucre, des bonbons, du chocolat, du pain, du fromage, de la charcuterie… Et puis cela devient une habitude d'ouvrir le réfrigérateur pour y prendre quelque chose à n'importe quel moment de la journée, y compris le soir au coucher et même la nuit ! Libérez-vous de cette obsession, de cette habitude plus ou moins infantile !

Notre méthode va vous permettre de résoudre ce problème sans difficulté, simplement par une modification de votre attitude intérieure.

10. Sur le plan physique

Quelles mesures physiques pouvez-vous mettre en œuvre au cours de ces quelques semaines qui vont vous permettre de réharmoniser votre vie ?

Vous savez que les sous-produits de votre métabolisme, vos déchets cellulaires de même que votre graisse excédentaire ou vos œdèmes, ne peuvent disparaître que si vous prenez des mesures sur le plan physique, et notamment si vous pratiquez certains exercices très simples, très doux, qui vont vous aider à régulariser votre circulation, votre respiration, vos problèmes d'assimilation et de désassimilation (ou élimination).

Dans la majorité des cas d'obésité et de cellulite, les déchets et la graisse ont été retenus dans certains endroits du corps, en fonction de prédispositions individuelles.

Réfléchissez dès à présent au point suivant : depuis l'enfance, quelles sont les parties de votre corps qui ont le plus amplifié et quelles sont celles qui sont restées stagnantes ou qui, éventuellement, se sont réduites ?

Quel est votre tempérament dominant ? Quelles conséquences en ont résulté chez vous sur le plan psychologique et dans le domaine organique ?

a) Le manque d'exercice physique

Rendez-vous bien compte que l'insuffisance de dépenses physiques et d'exercices respiratoires n'a pas permis une oxygénation suffisante de votre sang et de vos cellules et qu'il en est résulté des conséquences négatives : auto-intoxication, insuffisance de développement musculaire (et osseux), affaiblissement du diaphragme (second cœur ou muscle roi, selon Plent). Effectivement, le diaphragme joue un rôle capital dans la respiration et la circulation, notamment la circulation de retour. Cette dernière insuffisance est une des causes essentielles de la stase du sang et de la lymphe dans la partie basse du corps, avec épaississement, apparition de varices, d'hémorroïdes, de troubles de la vie féminine et même de la vie masculine (avec répercussions sur la prostate chez l'homme et les organes génitaux internes chez la femme).

Egalement, lorsque le diaphragme est peu tonique, les ptôses (descentes d'organes) apparaissent aux niveaux de l'estomac, des intestins, des reins, avec pression sur les ovaires et les trompes chez la femme.

Il n'est donc pas étonnant que, tout autour des fesses et du ventre, apparaissent des œdèmes qui sont à la fois disgracieux et gênants, parce qu'il faut marcher avec cette masse de plus en plus pesante.

La peau devient elle-même flasque ; mal nourrie, elle reste blanche, avec frilosité, sensibilité au froid, atonie.

Le cœur se fatigue parce qu'il doit travailler au maximum pour envoyer le sang partout dans les vaisseaux, les gros (artères et veines), mais aussi surtout les petits, les capillaires.

Il faut donc remettre en ordre les fonctions musculaire et cardio-respiratoire, quel que soit le tempérament.

Cette remise en ordre sera plus aisée chez le bilieux et le sanguin, qui sont des « types toniques » que chez le nerveux et le lymphatique, qui sont généralement hyposthéniques (c'est-à-dire dont la puissance est moindre). Le nerveux et le lymphatique ont généralement été habitués à l'effort physique. La régulation du poids est souvent chez eux plus difficile, physiologiquement, à obtenir que chez le sanguin et le bilieux.

Ceux-ci retrouvent plus aisément leur tonus de base ; leur excédent de poids (muscles et surtout graisse) se liquéfie donc plus aisément. C'est eux qui sont, d'habitude, pris comme modèles ou références pour la plupart des méthodes qui se vantent d'obtenir des résultats positifs.

Toutefois, nous vous rassurons si vous êtes de tempérament à prédominance nerveuse ou lymphatique : la méthode exposée dans ce livre, et que vous allez bientôt « vivre », permet d'obtenir des résultats intéressants ou excellents quel que soit le type constitutionnel.

b) Le massage et l'automassage

Vous pouvez effectuer les manœuvres ci-contre d'automassage (ou vous faire aider pour les parties du corps que vous ne pouvez atteindre vous-même).

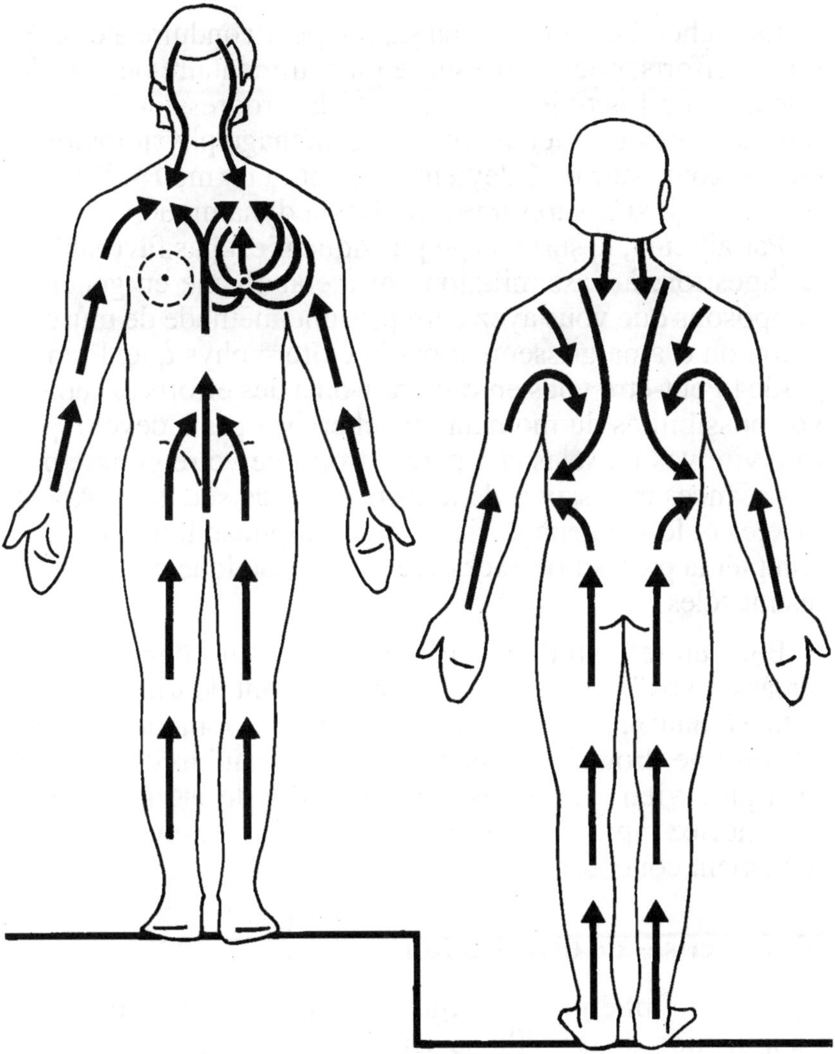

Automassage léger (effleurage), avec ou sans huile de massage, à exécuter dans le sens des flèches. Pour les parties dorsales, vous pouvez demander à votre conjoint de vous aider.

11. Un écueil à éviter : le surmenage

La recherche d'un résultat rapide peut conduire à exagérer les efforts, que ce soit sur le plan alimentaire ou dans le domaine de l'activité physique. Si la progression est trop rapide, elle peut orienter vers le surmenage physiologique. Or, un cœur surmené devient déficient et « mou ». Il n'est plus capable d'assurer une circulation dynamique.

Par ailleurs, le surmenage physique n'est pas favorable à la digestion, à l'assimilation, au métabolisme en général. Supposons que vous ayez entrepris une méthode de musculation ou d'amaigrissement par la culture physique. Prenez garde ! Peut-être vous entraînera-t-on à des efforts excédant vos possibilités du moment. Ne cherchez pas à développer trop vite vos muscles et à perdre trop vite votre graisse par des séances excessives de musculation, de sudation. Après l'excès et le surmenage viennent la fatigue et l'atonie, sans compter la production excessive d'acide lactique qui dégrade les muscles.

Pour un tel entraînement musculaire qui vous amène à dépasser vos limites, certains conseilleront de « prendre un petit excitant », par exemple du café ou un « tonique » qui est en fait une drogue. Refusez ! Rappelons qu'après l'action excitante vient la dépression, au cours de laquelle vous reprendriez rapidement le poids perdu par l'exercice incorrectement conçu.

12. Les crises de détoxication

Certains phénomènes qui vont survenir au cours de l'application de la méthode seront de nature à vous déconcerter. Si les processus organiques s'accomplissent dans leur normalité, sachez qu'au départ des phases de détoxication vont être marquées par une ou plusieurs des manifestations suivantes :

– Eliminations par la peau : transpiration crue, odeur plus forte, notamment pendant le repos de la nuit.

– Evacuations plus abondantes : urines et matières fécales.

– Ecoulements de mucus plus ou moins consistant, par le nez, la bouche, les yeux, les oreilles, les organes génitaux de l'homme ou de la femme.

– Par des inflammations au niveau des articulations, avec température, douleurs.

– Par des maux de tête (dans certains cas, on trouve la « boule de plomb » dans la tête, notamment au cours de la désintoxication de café, du tabac, de certaines drogues...).

Ce sont les crises de détoxication qui révèlent un processus favorable en cours : libération des graisses, des dépôts d'urates, de déchets qui encombraient les cellules, le sang, la lymphe, les ganglions lymphatiques. Ces dépôts vous alourdissaient et entraînaient chez vous le mal-être, les difficultés de mobilisation des membres, éventuellement même les problèmes nerveux et hormonaux...

Les hommes s'apercevront peut-être, après un certain temps, qu'ils urinent d'une manière plus normale : leur prostate retrouvera petit à petit ses dimensions normales et même, dans certains cas, l'adénome prostatique se résorbera. Quant à la femme, elle verra ses écoulements vaginaux peut-être amplifiés au départ mais plus ou moins rapidement ramenés à la normale ; notamment, les règles se modifieront et deviendront moins douloureuses.

– Les troubles respiratoires se résorberont petit à petit après les crises de détoxication.

– La peau reprendra son aspect souple, ferme, avec une clarté de bon aloi.

– La langue, qui s'était chargée au cours des périodes de détoxication, redeviendra plus normale, sans enduit blanc, jaune ou brun.

– La transpiration anormale des pieds et des mains se résorbera.

– Les idées deviendront plus claires, l'optimisme fera place à l'angoisse et à la dépression.

– Bien des troubles hépatiques, des diabètes gras (ou sucrés), des problèmes d'angoisse cardiaque (angor), et même des problèmes de vue, d'ouïe, d'olfaction, etc., disparaîtront comme par enchantement.

– La marche et la culture physique deviendront aisées.

C'est le grand moment que certains appellent leur régénérescence. En tout cas, la propreté cellulaire signifiera que l'organisme, qui avait prématurément vieilli, retrouve ses capacités normales. C'est un véritable rajeunissement, une remise en ordre profonde et « vraie ».

13. Mesures complémentaires facultatives

a) Homéopathie

L'homéopathie n'est pas une médecine toute simple. Le diagnostic de la personnalité, de ses carences et de ses besoins, est long et minutieux.

Si vous souhaitez y recourir parallèlement à notre méthode, demandez les conseils d'un praticien qualifié. Vous pouvez aussi vous reporter à des livres que vous trouverez chez le même éditeur (1).

b) Hydrothérapie

Dans ce domaine encore, prudence ! Evitez les applications « héroïques ». Voici quelques mesures douces mais bienfaisantes :

---

1. Voir, du docteur Claude Binet : *L'Homéopathie pratique* ainsi que *Thérapeutique homéopathique* (en 2 volumes) (Editions Dangles).

– **Bain de bras et d'avant-bras :** dans un lavabo ou un grand récipient, versez de l'eau que vous faites monter à la température maximale supportable pour vos bras qui y sont plongés. Restez-y cinq minutes, puis lotionnez bras et thorax avec de l'eau froide. Essuyez-vous. Faites une friction rapide des bras et du thorax avec une serviette rugueuse ou un gant de crin. Puis reposez-vous au lit bien chaud. (A pratiquer deux ou trois fois par semaine.)

– **Affusions des bras et des jambes** avec de l'eau froide, de deux à cinq fois par membre. Puis passez-vous de l'eau froide sur la face et le thorax. Essuyez-vous puis frictionnez-vous à la serviette ou au gant de crin. (A pratiquer chaque matin au lever, avant le petit déjeuner.)

Abstenez-vous-en, cependant, si vous vous sentez frileux.

Les personnes peu toniques peuvent utiliser de l'eau tiède. Avec l'habitude, elles parviendront aisément à recourir à l'eau de plus en plus froide. En tout cas, en période de fièvre, il est indispensable de garder le lit (ou la laine) et de ne surtout pas se refroidir.

c) Phyto-aromathérapie

Ici encore, nous conseillons la prudence. La thérapeutique doit toujours être individualisée (2).

Il est très facile d'amplifier la transpiration ou l'émission d'urine au moyen de plantes excitantes, irritantes et toxiques, mais cette solution symptomatique est critiquable car les causes de l'obésité n'ont pas été rectifiées et des organes ont pu se trouver lésés. De ce fait, le poids remontera vite.

Voici quelques pratiques acceptables (mais non indispensables) :

---

2. Nous vous conseillons de lire l'ouvrage de Marcel Bernadet : *La Phyto-aromathérapie pratique* (Editions Dangles) ou celui de Guy Roulier : *Les Huiles essentielles pour votre santé* (Editions Dangles).

Des plantes recommandables sont :

– Les fleurs d'aubépine, de pissenlit, d'ortie piquante, de reine-des-prés. En prendre très peu, dans une infusion de quinze minutes, au début du repas, assez régulièrement une ou deux fois par jour, sans additionner de sucre (ne pas pour autant utiliser des édulcorants du commerce).

– L'aubergine, le cassis, les cerises, la pomme, le raisin, etc., sont à prendre avec modération, en dehors des repas.

– La gelée de carragaheen peut être prise au cours du repas (décoction de 50 g par litre d'eau) : une tasse.

La prêle est utile au cours de cette période de réduction de poids. A vrai dire, ce n'est pas une plante qui fait maigrir, mais elle est favorable à la minéralisation des os, des ongles et des cheveux par sa richesse en silice. Il faut la cueillir au printemps, quand elle est encore très verte et que sa silice est facilement métabolisable. On la met à sécher à l'ombre et on la pulvérise, par exemple dans un moulin à poivre. A prendre à raison d'une demi-cuillerée à café par jour au cours d'un repas.

En diététique, la silice est présentée sous diverses formes (extrait de prêle, gel de silice, etc.).

Ne jamais abuser ! En aromathérapie, la prudence s'impose aussi car les huiles essentielles sont très caustiques. Nous ne vous conseillons guère que les hydrolats : citrus, aurantium, camomille, romarin, thym, etc. (de dix à vingt gouttes, à diluer dans de l'eau froide ou tiède et à prendre avant ou après le repas).

Il y a bien des manières de préparer les infusions ou décoctions de ces plantes. Une règle : les faire **légères,** très légères et les prendre avant le repas.

14. Synthèse

Retenez le principe des trois S qui sont à éviter :

S = **s**ur ou **s**ous-alimentation.

S = **s**édentarité (à corriger par l'exercice physique modéré alternant avec le repos et le sommeil).

S = **s**tress, **s**urmenage, **s**oucis (importance des facteurs psychologiques).

Cette règle des trois S est fondamentale en rééducation cardio-respiratoire et en vitalisation générale. Il vous faudra un peu d'autodiscipline et de persévérance mais, en quelques semaines, vous aurez accompli une progression considérable.

Ainsi, la méthode que vous allez suivre ne vise-t-elle pas à des résultats spectaculaires en quelques jours. Elle représente l'application actuellement la plus fine des principes de l'hygiène naturelle et de la naturothérapie fondamentale.

Compte tenu de ces heureuses perspectives, nous allons maintenant entrer dans la phase active de votre libération.

15. La visualisation positive

a) Balayer le passé

La visualisation positive peut intervenir, comme nous allons le voir, mais vous pouvez aussi recourir à une autoanalyse ou à une analyse mise en œuvre avec un psychologue, ou même avec une personne de vos relations qui connaît assez bien les problèmes psychologiques et qui accepte de vous aider en faisant preuve d'objectivité.

Vous rechercherez **quels événements de votre vie ne sont pas encore «terminés».** Que signifie cette expression ? Vous n'avez peut-être pas pris de décision ferme en ce qui concerne une relation ou une idée que vous avez eue, par exemple, et ce problème non terminé vient empoisonner plus ou moins votre vie. C'est par compensation, parfois même par angoisse, que vous allez vous suralimenter.

Tel est aussi le cas de certains fumeurs qui tirent sur leur cigarette nerveusement, peut-être pour compenser une ancienne frustration relative à la petite enfance : frustration du sein, frustration d'ordre alimentaire, frustration affective, etc.

Il y a bien des aspects à cette fâcheuse tendance qu'ont beaucoup de personnes à manger, boire, fumer, pour contrebalancer quelque chose qui ne va pas à l'intérieur d'elles-mêmes. Nous allons donc prendre sérieusement en considération ces idées dans la partie pratique de ce livre.

b) La pratique

La visualisation positive est également appelée imagerie mentale ou autohypnose.

Un certain processus préparatoire est indispensable. Vous aurez à votre disposition des instructions simples mais précises, applicables jour après jour.

Au début, vous consentirez un léger effort de volonté, mais cet effort sera un des plus payant de votre vie.

D'abord, vous vous engagerez à appliquer la méthode avec bonne volonté et persévérance (sans en être absolument esclave, bien entendu). Vous ferez donc de votre mieux mais en sachant que plus vous vous rapprocherez des instructions que nous vous donnons, meilleur sera le résultat et plus rapide seront les bienfaits dont vous bénéficierez immédiatement et à terme.

La visualisation positive dérive de l'autosuggestion, mais ce n'est pas de l'autosuggestion à proprement parler. Elle apporte une aide considérable dans le perfectionnement de la personnalité, dans la libération de certains conditionnements et dans l'acquisition de conditionnements estimés mieux adaptés.

Elle consiste à visualiser une situation, une scène, une image, à la vivre, à ancrer en soi-même de manière à vivre ensuite cette image, cette situation, cette manière de se comporter (3).

Il est possible, par la visualisation positive, d'abandonner le tabac, de se libérer d'inhibitions sexuelles, de douleurs, de la timidité, du trac, de tics, de l'alcool, de certaines souffrances physiques ou psychologiques, du sentiment d'infériorité, et aussi de grossir, de maigrir, de modeler son corps.

Après l'avoir appliquée sur vous-même, la méthode que nous vous enseignons pourra être transmise à certains de vos proches qui pourraient en avoir besoin.

Mieux encore : si vous êtes vous-même conseiller ou conseillère de santé, médecin, infirmier ou infirmière, sage-femme, ou tout simplement parent, vous aurez l'immense plaisir de la mettre en œuvre pour le plus grand bien de la personne (quel que soit son âge) à laquelle vous rendrez ainsi de grands services.

Les bienfaits pourront en être attendus dans les différents domaines de la vie physiologique, psychologique, relationnelle.

N'est-ce pas prometteur ?

3. Pour de plus amples détails, vous pouvez vous référer à l'ouvrage de René Sidelsky : *Le Pouvoir créateur de votre pensée* (Editions Dangles).

DEUXIEME PARTIE

La pratique du conditionnement opérant

Votre engagement personnel :

En tout premier lieu, je vous conseille de vous munir d'une feuille de papier que vous glisserez dans votre agenda ou que vous afficherez à un endroit où vous pourrez la prendre ou la regarder. Ce peut être un coin discret, mais aussi vous pouvez l'afficher sur la porte de votre chambre, la poser sur votre table de chevet, et même la mettre en évidence dans un endroit où des proches pourront se rendre compte de la netteté de votre détermination ; ce sera alors une sorte d'engagement devant d'autres personnes qui vous connaissent et qui sauront apprécier la valeur de vos progrès.

Voici le texte (que vous pouvez modifier à votre gré, bien entendu) :

Mon engagement :

Moi (nom et prénom) :

. . . .

Je m'engage à mettre en œuvre chaque jour les moyens propres à mincir et régulariser mon poids, comme je le souhaite.

Fait à . . . ., le . . . .

(Ici votre signature est indispensable)

Nota : ce premier geste de votre part est indispensable :
Engagez-vous !

Faites-le et votre souhait va s'accomplir… naturellement.

CHAPITRE IV

Votre séance quotidienne d'auto-évolution

1. Préliminaires

Vous êtes dans un endroit calme et isolé, à la température agréable (surtout, ne prenez pas froid !). Vous choisissez la position qui vous est la plus commode, la plus confortable, celle dans laquelle vous vous sentez le mieux compte tenu des opportunités.

Préparez-vous à lire le texte qui va suivre. Ou bien écoutez la cassette que vous aurez enregistrée personnellement (ou que vous avez fait enregistrer par quelqu'un dont vous estimez la voix et la diction). Disposez alors la cassette sur votre magnétophone, de manière à pouvoir mettre celui-ci en marche.

Vous pouvez vous asseoir ou vous coucher.

Si possible, allongez-vous sur le dos, sur un sol sec ou dans l'herbe, ou encore sur un tapis ou sur un matelas ferme, dans un endroit suffisamment chaud, de manière que vous vous sentiez parfaitement bien. Si vous ne pouvez pas vous allonger, vous trouvant dans un endroit public ou au travail par exemple, restez en position assise, confortablement installée sur une chaise ou dans un fauteuil, bien au fond du siège, contre le dossier, la colonne vertébrale appuyée sur celui-ci, les jambes semi-étendues, non croisées.

Vous voici donc bien à l'aise. Vous avez desserré votre col, votre ceinture, vos chaussures. Vous êtes dans la position la plus agréable possible.

En restant dans cette position, lisez le texte suivant (ou écoutez-en la transcription sur cassette).

> Ce texte est à lire chaque jour, à un moment favorable.
>
> Plutôt que de le relire, vous pouvez le dicter sur une cassette que vous écouterez – et le fait d'entendre votre propre voix est de nature à renforcer encore votre motivation et votre détermination.

2. Ma séance quotidienne

Comme chaque jour, je vais vivre un moment agréable de détente positive.

Aujourd'hui, j'ai ressenti des signes de bienfait dans un ou plusieurs aspects de ma vie.

Je sais qu'assez fréquemment, ces signes peuvent apparaître sous forme de petits malaises, courts et passagers.

Donc, si je me sens un peu fatiguée, avec manque d'appétit ou même mal de tête, je peux être tout à fait rassurée. Ce seraient des signes de ma progression.

Et surtout, je n'oublie pas : ce n'est pas le moment de me laisser aller. Au contraire ! Ces signes sont très encourageants.

Mentalement, je me sens de mieux en mieux. Je m'endors de plus en plus facilement le soir. Je fais des nuits de plus en plus reposantes. Mon teint s'éclaircit. Mon appétit, j'en suis consciente, se normalise. Je mange de manière de plus en plus consciente, avec plaisir mais aussi je me rends compte que je modère de plus en plus facilement ma ration alimentaire.

Avec cette technique naturelle d'amincissement, ce n'est pas d'un seul coup, brusquement, que j'atteins l'idéal. Tout se passe de façon progressive, agréable même.

Si je désire vraiment consommer un aliment un peu « riche », je le peux en toute conscience.

Toutefois, je sais aussi ce que je peux faire : si un repas a été trop lourd, il est préférable de réduire le repas suivant.

Tout ira de plus en plus vite et aisément. Nul besoin de recourir à la contrainte ou à l'autopunition. Mais au bout d'une dizaine de jours, l'image mentale de mon idéal est bien fixée dans mon esprit et je règle mon propre mode de vie avec de plus en plus de sagesse et de conscience.

Je me rapproche doucement mais sûrement de mes mensurations idéales. Et je me sens de plus en plus libre et détachée de moi-même dans ma vie relationnelle, intime, familiale, sociale, professionnelle.

Je deviens de plus en plus raisonnable, modérée, souriante, consciente d'avoir retrouvé une pleine confiance en moi et en mon avenir.

Je suis bien à l'aise.

J'ai desserré mon col, ma ceinture, mon soutien-gorge, mes chaussures.

Je suis dans la position la plus agréable possible.

Pour déjà me détendre, je tousse à plusieurs reprises.

Je bâille… Je bâille très profondément.

Je ferme les yeux en crispant très fort mes paupières, le front et la mâchoire, pendant sept ou huit secondes… Je crispe très fort.

Je me détends en gardant les paupières baissées, sans contraction.

Je tends le bras droit. Je serre très fort le poing et je tends les muscles de tout le bras droit… Je détends.

Je tends le bras gauche. Je serre le poing gauche. Je tends très fort les muscles du bras gauche… Je détends.

Je ramène vers moi la pointe du pied droit. Je tends ma jambe droite très fort… Je détends.

Je tire vers moi la pointe du pied gauche, je tends très fort les muscles de la jambe gauche… Je détends.

Je tire sur mon cou comme pour l'allonger tout en faisant un léger double menton… Je détends.

Ma langue est détendue.

Ma bouche est détendue.

J'esquisse un léger sourire.

Mes paupières sont toujours fermées sans tension. Je m'imagine allongée sous un arbre.

Les feuilles sont animées d'un léger mouvement par une douce brise.

Le ciel est bleu. Quelques nuages blancs de formes arrondies et agréables avancent lentement dans le ciel.

Mon corps est caressé par les rayons chauds du soleil qui traversent les feuilles.

Mon front est agréablement rafraîchi par la brise légère.

Je me concentre sur ma respiration… Elle est calme et régulière. Je me sens respirer. Je sens mon corps respirer.

Je suis tout entière dans ma respiration.

Tout mon corps est lourd… Tout mon corps est chaud.

Je me sens bien détendue.

Ma respiration est calme, mon ventre se soulève et s'abaisse lentement, régulièrement.

A chaque expiration, je me répète mentalement : « Je suis calme… Je suis calme… »

Maintenant, je me répète mentalement, à chaque expiration : « Confiance… Confiance… »

A chaque expiration, je me répète mentalement : « Détente... Détente... »

Maintenant, toujours paupières baissées, je me représente moi-même telle que je souhaite devenir et être.

Je porte les vêtements qui me plaisent... qui me conviennent.

Je me promène bien tranquillement dans la rue. Ou sur la plage... Détendue.

Je me visualise en train de marcher et d'agir.

Je vois mon visage... Il est tel que je le souhaite.

Je passe en revue toutes les parties de mon corps, telles que je les souhaite :

Je vois mon cou...
Je vois mes épaules...
Je vois mes bras et mes mains...
Je vois ma nuque...
Je vois mon dos...
Je vois ma fesse droite...
Je vois mon genou droit...
Je vois mon mollet droit...
Je vois ma cheville droite...
Je vois mon pied droit...
Je vois mon pied gauche...
Je vois ma cheville gauche...
Je vois mon mollet gauche...
Je vois mon genou gauche...
Je vois ma fesse gauche...
Je vois mon dos...
Je vois mon épaule gauche...
Je vois mon bras gauche...
Je vois ma main gauche...

Je visualise cette image idéale de moi-même, des différentes régions de mon corps.

Cette image est en moi.
Cette image m'imprègne entièrement... Elle devient moi.
Je deviens cette image idéale.
J'ai pleine confiance.
Ma pensée se transforme en actes.
Je me vois marcher bien tranquillement.
Je souris.

Je rentre chez moi.
Je me mets à table.
Je dispose sur la table les aliments qui me conviennent et qui me suffisent pour le repas.
Je ne prends que les aliments que je souhaite prendre.
Je me vois manger posément ces aliments que j'ai préparés.

Je suis calme et détendue.
Je mastique lentement.
Je ne mange que ce que j'ai décidé de prendre.
Je ne me demande pas si j'ai mangé trop ou trop peu.
Je ne reprends de rien.

Mon repas terminé, je range ce que j'ai utilisé.
Je quitte la pièce et je passe à autre chose : à une période courte de repos en position assise ou allongée.
Ou bien je me mets à une activité détendue.
Puis je me vois en train de pratiquer une gymnastique légère ou de marcher à l'extérieur. Je visualise cette scène avec un bonheur intense.
Mon mental et mon corps sont imprégnés de ces images, que j'ai intégrées.
J'y trouve une grande satisfaction et un profond bien-être, et je m'en réjouis.

Oui, vraiment, je me sens bien, tout à fait rassurée, maintenant que je sais de mieux en mieux ce qui me convient et comment choisir, préparer et apprécier cette nourriture.

Quel bonheur de me retrouver telle que je souhaite être et agir.

Les autres ne manquent pas de le reconnaître, chez moi, au travail, dans la rue.

Quelle satisfaction j'éprouve, ils ne peuvent pas le deviner. Je suis seule à pouvoir le ressentir dans toute ma personnalité.

Je suis en train de me recréer en modelant mes pensées, mon attitude, mon comportement.

Ma vie est transformée.

Je renais à une vie détendue, calme, confiante.

Je me sens parfaitement à l'aise.

J'inspire et j'expire profondément... De plus en plus profondément.

Paupières doucement fermées, je fais un quart de tour vers la droite ou vers la gauche.

Paupières fermées, je m'assieds à mon rythme.

Paupières fermées, je tends les bras au-dessus de moi. Je m'étire en inspirant profondément.

En expirant, je détends les bras et les abaisse.

J'ouvre doucement les paupières.

Je vis et j'agis avec confiance.

Je me lève.

POIDS – MENSURATIONS – MES PROGRES...

DATES :									
Cou									
Poitrine									
Ventre									
Bassin									
Cuisse droite									
Cuisse gauche									
Mollet droit									
Mollet gauche									
Cheville droite									
Cheville gauche									
Bras droit									
Bras gauche									
POIDS :									

CHAPITRE V

Mon carnet de bord

Pour mon amincissement et la régulation de mon poids

Conseils pour les mensurations :

– *Tour du cou :* à prendre juste au-dessous de la mâchoire inférieure. Ne pas serrer excessivement.

– *Tour de poitrine :* au niveau du creux de l'estomac, pour simplifier (sous les seins bien sûr).

– *Tour de ventre :* au niveau du nombril.

– *Tour du bassin :* juste au niveau du pubis.

– *Tour de la cuisse droite :* à 15 cm (juste) au-dessous de la crête de la hanche droite.

– *Tour de la cuisse gauche :* à 15 cm au-dessous de la crête de la hanche gauche.

– *Tour du mollet droit :* à l'endroit où la circonférence est la plus grande.

– *Tour du mollet gauche :* idem.

– *Tour de la cheville droite :* idem.

– *Tour de la cheville gauche :* idem.

– *Tour du bras droit :* à 10 cm sous la pointe de l'épaule.

– *Tour du bras gauche :* idem.

Je me pèse toutes les semaines à jour fixe, le matin ou le soir (toujours à la même heure) et je reporte les résultats sur le tableau de la page 68 (vous pouvez photocopier ce tableau pour plus de facilité).

Premier jour

1. Je lis ou j'écoute le texte de ma séance d'auto-évolution. Je sais que je peux écouter cette face en plusieurs fois, de préférence le même jour ou au cours des deux premiers jours.

2. Je prends mes mesures, aujourd'hui même ou à la rigueur demain – mais pas après car je ne serai plus jamais ce que je suis aujourd'hui !

3. Je n'ai pas oublié d'afficher mon « engagement personnel » ou de le déposer à un endroit ou je le verrai régulièrement, de préférence au lever ou avant de me coucher.

AUJOURD'HUI, j'ai conscience d'avoir réalisé le ou les progrès suivants (en ce qui concerne l'alimentation, la détente, la confiance, la persévérance, l'acceptation de moi-même et de mon corps) :

– ....

– ....

– ....

– ....

– ....

– ....

Deuxième jour

1. Je lis ou j'écoute le texte de la séance d'auto-évolution.

2. Je porte des vêtements aussi gais que je pense pouvoir le faire, selon les circonstances. Je peux choisir des tissus qui me mincissent. Je change de « look » ; je suis en train de « changer de peau ».

3. Je relis à plusieurs reprises, dans la journée, mon « engagement personnel ».

4. Avec mes proches, je vais peut-être aborder ce sujet. Par exemple, je dis simplement : « J'ai commencé à suivre une méthode d'amincissement. » Je n'essaie pas de convaincre les autres d'en faire autant. Simplement, je m'engage envers moi-même à mener cette tâche à bien.

Nota : *si, hier, je n'ai pas pris mes mensurations, je le fais dès aujourd'hui sans faute, de manière à pouvoir comparer dans six jours.*

AUJOURD'HUI, j'ai conscience d'avoir réalisé le ou les progrès suivants (en ce qui concerne l'alimentation, la détente, la confiance, la persévérance, l'acceptation de moi-même et de mon corps) :

– ....
– ....
– ....
– ....
– ....
– ....

Troisième jour

1. Je me suis déjà rendue compte de l'importance de certains aliments – pour d'autres et pour moi-même. Egalement, j'ai observé chez d'autres (et peut-être aussi sur moi-même) les effets nocifs d'aliments et de boissons plus ou moins toxiques (qui donnent par exemple les yeux gonflés, des chairs moins fermes, etc.). J'ai intérêt à réduire la consommation de ces produits, ou même à m'en abstenir, sauf rares exceptions et sans culpabilité.

Il ne s'agit pas pour moi de devenir maniaque, sectaire, obsédée par des idées négatives, mais tout simplement de rester vigilante. Pour ma voiture, est-ce que je choisirais un carburant inadapté, par exemple du mazout au lieu d'essence ?

Ce qui perturbe la digestion peut, à la longue, conduire à des problèmes de poids, de répartition des graisses dans le corps et de tonus musculaire. Ce sont ces problèmes que je vais résoudre.

2. Je lis (ou j'écoute) la séance d'auto-évolution.

En annexe à mon engagement, je note sur une feuille, à la date de ce jour, les observations suivantes :

AUJOURD'HUI, j'ai conscience d'avoir réalisé le ou les progrès suivants (en ce qui concerne l'alimentation, la détente, la confiance, la persévérance, l'acceptation de moi-même et de mon corps) :

– ....

– ....

– ....

– ....

– ....

– ....

Quatrième jour

1. J'ai commencé à modifier mon alimentation. Voici les points sur lesquels mon attention est aujourd'hui attirée :

– Je réduis ma consommation (si elle est excessive) de pain, pommes de terre, pâtes, céréales, sucre et plats sucrés.

– Gâteaux, biscuits, bonbons : prudence !

– J'évite autant que possible les graisses cuites.

– J'augmente ma consommation de crudités en tête du repas.

– Je mastique calmement.

– Les fruits sont à prendre en dehors des repas. Eventuellement, par temps chaud, je peux faire un repas avec quelques fruits et un peu de fromage ou quelques fruits oléagineux (noix, noisettes, amandes...).

– Je ne prends surtout pas de fruits juste avant, pendant ou aussitôt après le repas.

– Les fruits pris le soir et au coucher ne sont pas favorables au sommeil chez certaines personnes. Une pomme bien mûre peut être utile pour mon sommeil.

– Je réduis un peu le sel si j'en prenais trop. J'utilise de préférence du sel marin complet.

AUJOURD'HUI, j'ai conscience d'avoir réalisé le ou les progrès suivants (en ce qui concerne l'alimentation, la détente, la confiance, la persévérance, l'acceptation de moi-même et de mon corps) :

– ....

– ....

– ....

– ....

– ....

– ....

Cinquième jour

1. Je n'oublie pas mon verre d'eau (ou même deux verres) le matin avant le lever, si possible, et en tout cas au moins un quart d'heure avant le petit déjeuner.

- Egalement, je prends un ou deux verres d'eau environ quinze minutes avant le repas de midi et le repas du soir.

- Je peux prendre dans la journée de l'eau lorsque j'ai réellement soif, mais j'évite de perturber ma digestion par un excès d'eau juste après le repas.

2. Je ne mange que les quantités qu'il me faut raisonnablement. Je prépare ma nourriture dans la mesure de ma faim et non au-delà. Si, en fin de repas, il faut laisser de la nourriture, je la laisse, puis je quitte la table et je passe (ou je pense) à autre chose, sans revenir au réfrigérateur ou un autre endroit où je puisse encore grignoter. D'ailleurs, le grignotage est infantile.

3. Avec ou sans huile de massage, je pratique un automassage léger (voir p. 47) de toutes les parties de mon corps que je peux atteindre, y compris mon visage (je peux me faire aider pour les parties qui me sont inaccessibles).

AUJOURD'HUI, j'ai conscience d'avoir réalisé le ou les progrès suivants (en ce qui concerne l'alimentation, la détente, la confiance, la persévérance, l'acceptation de moi-même et de mon corps) :

– . . . .
– . . . .
– . . . .
– . . . .
– . . . .
– . . . .

Sixième jour

1. Si mon repas me paraît un peu lourd, je m'allonge aussitôt après, pendant une vingtaine de minutes, de manière à favoriser ma digestion.

2. Je m'attache à dormir suffisamment et à bien me reposer. Je sais que la fatigue affaiblit la capacité de mon corps à digérer les aliments et à éliminer les déchets de mon métabolisme. Cette fatigue pourrait entraîner des accumulations de graisses et de toxiques dans mes cellules.

3. Mieux je me repose, notamment la nuit, et mieux j'élimine par les reins, la peau, les intestins et les poumons. Je sais que certains problèmes de poids peuvent être améliorés par le repos et la détente.

4. Je ne grignote pas entre les repas. Je prends seulement de l'eau à volonté ou un fruit frais, avec modération.

5. Je me suis procuré des posters ou des photographies représentant mon « idéal » au plan des mensurations. Je m'imprègne de ces mensurations idéales pour moi.

6. Je pratique ma séance d'auto-évolution.

AUJOURD'HUI, j'ai conscience d'avoir réalisé le ou les progrès suivants (en ce qui concerne l'alimentation, la détente, la confiance, la persévérance, l'acceptation de moi-même et de mon corps) :

– ....
– ....
– ....
– ....
– ....
– ....

Septième jour

1. Aujourd'hui, septième jour : grand jour ! Je remplis le tableau de mensurations (2e colonne) et je compare avec mes premières mensurations d'il y a une semaine.

Il est possible que, dans les premiers jours, mon poids ne change pas mais, au contraire, dans certains cas très rares, qu'il augmente de 100 g ou d'un peu plus. Cela est tout à fait courant et normal. Je ne m'en préoccupe pas.

2. J'ai bien veillé à ce que mes mensurations soient prises à la même heure de la journée que la fois dernière.

3. L'expérience montre que le poids et les mensurations subissent des changements positifs après quelques jours d'application, et non pas tout au début.

Quel que soit le résultat, c'est bien.

Patience, confiance, persévérance !

4. Chaque jour, je lis ou j'écoute la séance d'auto-évolution.

AUJOURD'HUI, j'ai conscience d'avoir réalisé le ou les progrès suivants (en ce qui concerne l'alimentation, la détente, la confiance, la persévérance, l'acceptation de moi-même et de mon corps) :

– ....
– ....
– ....
– ....
– ....
– ....

Huitième jour

1. L'exercice physique modéré, doux, progressif (sans compétition) est un facteur d'équilibre et d'harmonie intérieure (notamment grâce à la formation d'endorphines, « hormones du bien-être et du sommeil »).

Chaque jour si possible, je marche à l'extérieur, je pratique des exercices d'étirement et de détente – peut-être avec un peu de musculation. Des exercices oxygénants (marche, jogging modéré, bicyclette, gymnastique respiratoire) sont très bienfaisants eux aussi.

Si je suis handicapée dans le domaine de la marche, rien ne m'empêche de pratiquer des exercices respiratoires généraux en position assise ou couchée.

2. Je n'omets pas chaque jour de lire ou d'écouter la séance d'auto-évolution.

AUJOURD'HUI, j'ai conscience d'avoir réalisé le ou les progrès suivants (en ce qui concerne l'alimentation, la détente, la confiance, la persévérance, l'acceptation de moi-même et de mon corps) :

– ....
– ....
– ....
– ....
– ....
– ....

Neuvième jour

Je continue à lire (ou à écouter) la séance d'auto-évolution.

AUJOURD'HUI, j'ai conscience d'avoir réalisé le ou les progrès suivants (en ce qui concerne l'alimentation, la détente, la confiance, la persévérance, l'acceptation de moi-même et de mon corps) :

– ....
– ....
– ....
– ....
– ....
– ....

Dixième jour

1. Je regarde chaque jour, à plusieurs reprises, la ou les photos représentant mon idéal.

2. Je lis (ou j'écoute) chaque jour la séance d'auto-évolution.

3. Je porte une attention confiante, sans culpabilisation, à mon alimentation. Je mange en détente, avec plaisir, même si je ne suis pas toujours « exactement » le plan que je me suis fixé. Une « entorse », de temps à autre, c'est normal – et souvent bienfaisant.

4. Je m'oxygène chaque jour par la pratique d'un exercice doux et progressif.

AUJOURD'HUI, j'ai conscience d'avoir réalisé le ou les progrès suivants (en ce qui concerne l'alimentation, la détente, la confiance, la persévérance, l'acceptation de moi-même et de mon corps) :

– ....

– ....

– ....

– ....

– ....

– ....

Onzième jour… et les jours suivants

Je relis régulièrement une ou plusieurs des pages précédentes du présent carnet de bord. Je varie d'un jour à l'autre.

Je m'engage à remplir avec beaucoup de soin, tous les sept jours, à la même heure, une colonne du tableau de mensurations. J'y suis encouragée, chaque fois, par les résultats positifs que j'obtiens.

Chaque jour encore, régulièrement, je lis (ou écoute) la séance d'auto-évolution.

Chaque jour, je suis consciente de l'intérêt d'une alimentation bien adaptée et d'un exercice doux et progressif.

Je me repose suffisamment la nuit et, s'il y a lieu, je prends un peu de repos avant ou après le repas de midi – et même peut-être dans la journée, si j'en ressens le besoin, en cas de fatigue.

Chaque jour, donc, je progresse vers le résultat que je souhaite obtenir : amincissement – régulation de mon poids, dans la mesure que je me suis fixée et je n'oublie pas d'en prendre note.

Certaines personnes m'ont déjà félicitée pour mon apparence physique, mon teint, mon allure de plus en plus jeune, la clarté de mes yeux et de mon regard, pour mon tonus en général. Je poursuis ma « rééducation » et, chaque jour, je note les progrès que j'ai réalisés dans les différents domaines de mon existence.

Cette séance peut être répétée quotidiennement, le soir au coucher, le matin, dans la journée, selon votre volonté.

Petite séance de visualisation aversive

Je m'isole un moment au cours de la journée.
En position assise ou couchée.
Je me détends et ferme les yeux.

Je visualise devant moi une table très garnie de plats sucrés : bonbons, gâteaux et pâtisseries aux couleurs variées, artificielles, synthétiques, et aussi des plats gras aux graisses surcuites.

Je sais que toutes ces substances peuvent encombrer le sang, la lymphe, les cellules, les organes, les vaisseaux. Réparties dans le corps, elles forment des amas graisseux, des bouffissures et des œdèmes par rétention d'eau. Elles atrophient les muscles. Elles réduisent les forces de vie.

Si je les prenais, je ne me sentirais plus bien dans ma peau.

Je n'ai pas besoin de cela. Non, je n'en ai vraiment pas besoin. Si, un jour, je voulais cependant en prendre, je le ferais modérément, avec plaisir, sans culpabilité, mais ce ne serait que l'exception. Je connais ce qui m'est bienfaisant. Je fais disparaître les aliments qui ne me conviennent pas et, calmement, en souriant, je me représente marchant avec plaisir au grand air et au soleil.

Quel bien-être !

TROISIEME PARTIE

L'alimentation de santé

CHAPITRE VI

Diététique de santé

1. Composition de la ration alimentaire

Habituellement, nos aliments sont généralement classés en plusieurs catégories, en fonction de leur destination nutritionnelle :

– Les aliments dits **vitalisants** ou **alcalinisants** ou **nettoyeurs :** les légumes et les fruits (salades, persil, cerfeuil, etc.) et aussi quelques légumes racines (carottes, betteraves rouges).

Les fruits qui entrent dans cette catégorie sont des fruits aqueux (pommes, poires, prunes, cerises, figues fraîches, oranges, etc.).

Ces aliments sont riches en vitamines, oligo-éléments et en fibres.

– Les aliments **plastiques** ou **réparateurs** (protides ou azotés) : ils interviennent dans la croissance, notamment musculaire, et dans les phénomènes de réparation organique (après blessure ou maladie, mais aussi chez la femme enceinte ou allaitante, chez l'enfant, etc.). Ce sont notamment le lait, les fromages, la viande, les fruits oléagineux (noix, noisettes, amandes, sésame), les légumineuses (haricots, pois, fèves, lentilles, etc.).

– Les aliments **énergétiques** qui, en principe, fournissent les calories et qui apportent le sucre sous diverses formes :

a) En premier lieu, les aliments farineux : céréales, pain, pommes de terre, riz, pâtes alimentaires, châtaignes, etc. (glucides à digestion lente ou assez lente).

b) En deuxième lieu, le sucre, le miel et leurs dérivés (glucides à digestion rapide).

c) En troisième lieu, les huiles et graisses (lipides).

– L'eau et les boissons en général.

2. La formule 60/20/20

Un bon moyen mnémotechnique est la formule 60/20/20 en poids, soit environ :

– 60 % de légumes et de fruits, crus et cuits.
– 20 % d'aliments protidiques.
– 20 % d'aliments glucidiques : farineux et sucres.

En ce qui concerne les aliments gras, il en faut très peu et nous ne les incluons pas dans la formule ci-dessus pour ne pas la compliquer. Disons, à titre d'approximation, que 5 % de la ration suffisent en huiles et graisses ajoutées.

Il y a donc lieu d'assembler les aliments afin d'éviter les excès ou les carences de l'une ou l'autre catégorie. Par exemple, un repas équilibré pesant au total 500 g sera composé de :

– **60 %** (soit 300 g) de légumes et de fruits crus ou cuits ;

– **20 %** (soit 100 g) d'aliments farineux et sucrés : pain, pommes de terre, riz, etc.

– **20 %** (soit 100 g) d'aliments protidiques, c'est-à-dire deux œufs, ou du fromage, ou des légumineuses, ou, pour ceux qui en prennent : viande maigre ou poisson.

C'est la proportion applicable au sédentaire. Si un travail physique est requis ou si la température est basse, il y a lieu d'augmenter la ration d'aliments farineux et sucrés et de réduire la proportion des légumes et des fruits. Par temps chaud, on diminue la ration d'aliments farineux et sucrés et on augmente celle de légumes et fruits. Les convalescents, les femmes enceintes et allaitantes pourront porter de 20 à 30 % leur ration d'aliments riches en protides.

Il n'est pas possible de donner d'indications plus précises, sur un plan général, car il appartient à chacun d'entre nous d'agir suivant sa propre expérience, en commençant par une ration faible et en augmentant progressivement en fonction des symptômes éprouvés. Chacun doit devenir son propre guide et, dans une large mesure, son propre médecin.

Il n'y a pas de règle immuable pour tous les individus. Mot clef : **individualisation.**

3. L'alimentation normale

Alimentation très légère, composée essentiellement de produits biologiques exempts de toxiques et obtenus dans des sols régénérés. Voici donc un schéma de régime alimentaire à adopter habituellement en dehors des périodes de désintoxication (sauf contre-indication médicale).

Matin à jeun : eau seule (ou jus de fruits biologiques dilué dans de l'eau).

Petit déjeuner (à prendre une demi-heure ou une heure ensuite). Variable suivant la température et le travail :
– Soit un fruit frais ou fruits secs trempés + fromage ou purée de fruits oléagineux.

– Soit une infusion légère (thym, lavande, verveine, romarin, cynorhodon…).

– Soit une ou deux biscottes complètes ou biscuits complets ou galettes de riz, ou pain bis au levain + infusion, une cuillerée à café de purée de fruits oléagineux ou fromage blanc bien égoutté, ou un œuf.

– Soit une ou deux tranches de pain bis au levain + fromage ou œuf cuit mollet un peu dur.

– Soit un petit déjeuner avec cacao ou préparation telle que le muesli (rarement).

– Soit… rien du tout si vous n'avez pas faim ou si le repas de la veille au soir a été copieux. De toute manière, variez les formules.

Midi : salade et crudités. En plus, facultativement, un peu de légumes verts cuits soigneusement; 50 à 100 g de viande maigre ou poisson maigre sans sauce. Remplacer fréquemment la viande par 40 ou 80 g de fromage à pâtes ferme ou molle ou par un ou deux œufs frais pochés, cuits mollets ou incorporés.

En plus, un peu de pain bis ou de pâtes alimentaires ou semoule, ou riz complet, ou millet, ou pommes de terre ou autres aliments farineux (châtaigne, pilpil, boulghour, etc.).

Au dessert (facultatif) : une demi-pomme bien mûre, ou préparation maison légère (flan, pâtisserie légère…).

Ne rien prendre d'autre afin de ne pas gêner la digestion.

Après-midi : ne rien prendre sauf eau ou infusion légère. Manger tôt le soir.

Si travail physique, ou pour les enfants : goûter léger possible : un fruit ou fruits secs (trempés), ou tranche de pain avec beurre, confiture…

Soir : salade, éventuellement soupe fraîche, facultativement un légume cuit. Prendre en plus, si on y tient : une tranche de pain bis ou un peu de riz, pâtes, semoule, pâtisserie de ménage; fromage, œuf incorporé. Facultativement, dessert (par exemple crème renversée...).

Faire ce repas du soir le plus simple et le plus léger possible.

Les constipés feront bien de le composer uniquement de légumes cuits et crus, seuls ou avec soupe de légumes verts et quelques pruneaux secs trempés (éviter les fruits acides le soir). Eventuellement aussi, infusion légère (tilleul, verveine ou oranger) après ce repas ou au coucher (avec éventuellement très peu de sucre complet ou miel).

Les repas de midi et du soir peuvent être intervertis.

Pour la salade : huile d'arachide vierge, d'olive, de tournesol, de sésame, de carthame, de courge, etc. (en variant). Facultativement, huile de saumon, d'onagre.

Des exemples de menus pour chaque saison (52 jours) sont donnés dans notre dernière partie ainsi que dans notre ouvrage : *Votre santé par la diététique et l'alimentation saine* (1).

Ne pas oublier le caractère essentiel du recours aux facteurs naturels de santé : air, soleil, repos, équilibre émotionnel, etc. Chaque jour, exercice physique au grand air, notamment sous forme de marche rapide (sans aller jusqu'à la fatigue) ou de gymnastique (exercices oxygénants).

Après le repas, détente et relaxation (notamment à midi).

4. Conseils importants

– Il est préférable de prendre salade et crudités au début du repas.

1. Editions Dangles.

– Repas simples : peu d'aliments différents à chaque repas, mais variez d'un repas à l'autre. Pas d'alimentation monotone. Présentez des plats attrayants.

– Mangez très modérément. Mastiquez à fond, lentement. Insalivez soigneusement vos aliments. Calme et gaieté à table. Appréciez les saveurs naturelles.

– Boisson : eau, de préférence Rosée de la Reine, Mont-Roucous ou Volvic. A prendre une demi-heure avant les repas.

– On s'abstiendra impérativement de certaines boissons toxiques susceptibles d'induire des troubles du métabolisme : alcool, café, boissons dites hygiéniques et comportant coca, kola, acide phosphorique, caféine, etc. On leur préférera des jus de fruits de provenance biologique, en quantité très modérée, en dehors des repas.

– Ne mangez que si vous avez vraiment faim. Si vous vous sentez fatigué, nerveux, indisposé, frileux, mal à l'aise, enrhumé, très constipé, en période de diarrhée, sautez le repas et reposez-vous : eau seule et jus de légumes verts crus ou cuits. Sautez autant de repas qu'il faudra jusqu'à la disparition des malaises et au retour de la vraie faim. Il est bon, d'ailleurs, de sauter systématiquement un ou deux repas par semaine, ou même plus.

– Pas de grignotage entre les repas (bonbons, biscottes, biscuits, fruits...).

– Prenez garde aux fruits acides. Les fruits pris à contretemps sont à l'origine de fermentations, ballonnements, diarrhée, amaigrissement, déminéralisation, insomnies... Chez l'enfant : rachitisme, dentition défectueuse...

– Dormez au moins sept heures par jour. Reposez-vous chaque fois que possible, avant et après le repas (surtout à midi). En cas d'asthénie, repos plutôt que nourriture en excès. Le faible qui se suralimente s'affaiblit encore. L'alimentation doit être rééquilibrée.

5. Compléments alimentaires de reminéralisation

Fréquemment, dans la fatigue, la dépression et les troubles nerveux, des signes de déminéralisation sont observés : il y a carence ou insuffisance d'assimilation d'oligo-éléments. Des compléments alimentaires naturels peuvent alors se révéler particulièrement bienfaisants, par exemple :

– La levure alimentaire sèche, qui apporte en abondance des vitamines B (équilibre nerveux) mais doit être consommée avec modération.
– De l'huile de pépins de courge (un tiers ou un quart de cuillerée à café chaque jour), ou des pépins de courge (une ou deux cuillerées à soupe par jour).
– Du pollen : une cuillerée à café ou à soupe par jour.
– De la gelée royale.
– Des algues.
– Des graines germées (une cuillerée à soupe chaque jour), le matin de préférence ou encore à midi mais non le soir.
– Des produits tels que P.O.P. ou des Clams de préférence.
– Le chlorure de magnésium, conseillé par le professeur Raymond Lautié : la ration d'entretien peut en comporter un ou deux grammes, avec un jus de fruits frais ou de légumes, de préférence le matin à jeun.

Les aliments suivants figureront dans la ration de chaque jour :
– Crudités (carotte, betterave rouge, navet, persil...).
– Quelques fruits oléagineux (noisettes, amandes, pistaches, noix du Brésil).

– Fromage, œuf biologique.

Un facteur nutritionnel à ne pas négliger est l'héliose (le bain de soleil est indispensable avec prudence ou, à défaut, pendant la mauvaise saison, le bain d'air).

Ces mesures favorisent le métabolisme en général et notamment celui du calcium, du zinc, etc.

CHAPITRE VII

Valeurs caloriques des aliments

Dans les tableaux ci-dessous, classés par catégories d'aliments, vous trouverez le nombre de calories par 100 g d'aliment. Ce tableau est extrait du livre du docteur Yves-J. Charles et Jean-Luc Darrigol : *Guide pratique de diététique familiale* (Editions Dangles), qui contient d'ailleurs bien d'autres renseignements fort utiles : composition des aliments (vitamines, sels minéraux, oligo-éléments, protides, lipides, glucides...), valeurs caloriques (classées par catégories d'aliments, par ordre décroissant et par ordre alphabétique d'aliments), et liste des compléments alimentaires naturels.

Fruits (en calories/100 g) :

Abricot :	45	Mangue :	65
Abricot sec :	270	Mûre :	60
Actinidia (kiwi) :	50	Myrtille :	40
Airelle :	25	Nèfle :	100
Amande :	635	Noisette :	660
Ananas :	50	Noix :	675

Ananas au sirop :	95
Arachide grillée :	600
Arachide en pâte :	655
Avocat :	220
Banane :	90
Banane sèche :	290
Brugnon :	65
Cassis :	55
Cerise douce :	75
Cerise acide :	55
Châtaigne :	370
Citron :	40
Citron (écorce confite) :	320
Coing :	40
Datte :	315
Figue fraîche :	75
Figue sèche :	275
Fraise :	40
Framboise :	40
Goyave :	50
Grenade :	30
Groseille rouge :	50
Groseille à maquereau :	35
Kaki :	65
Litchi :	70
Mandarine :	45
Noix du Brésil :	680
Noix de coco :	430
Noix de coco sèche :	650
Noix de coco (lait de) :	25
Olive verte :	215
Olive noire :	150
Olive en saumure :	125
Orange :	45
Orange (écorce confite) :	315
Pamplemousse :	40
Papaye :	45
Pastèque :	30
Pêche :	50
Pêche sèche :	280
Pignon de pin :	670
Pistache :	645
Poire :	60
Poire sèche :	270
Pomme :	55
Pomme sèche :	290
Prune :	60
Pruneau sec :	290
Raisin :	80
Raisin sec :	310
Rhubarbe :	25

Légumes (en calories/100 g) :

Ail :	140
Artichaut :	40
Asperge :	25
Aubergine :	30
Bette :	35
Betterave rouge :	40
Carotte crue :	40
Carotte cuite :	30
Céleri en branches :	20
Céleri-rave :	45
Cerfeuil frais :	65
Champignon de Paris :	30
Champignon cèpe :	40
Haricot vert :	25
Haricot blanc :	330
Laitue :	20
Lentille :	335
Mâche :	30
Melon :	30
Navet :	30
Oignon cru :	50
Oignon cuit :	40
Oseille :	25
Persil :	55
Piment vert :	60
Piment rouge :	90

Chicorée frisée :	20	Pissenlit :	50
Chou blanc ou vert :	25	Poireau :	40
Chou rouge :	35	Petit pois :	90
Chou brocoli :	30	Pois cassé :	350
Chou-fleur :	30	Pois chiche :	360
Choucroute :	25	Poivron vert :	20
Ciboulette fraîche :	35	Pomme de terre au four :	100
Citrouille :	30	Pomme de terre bouillie :	85
Concombre :	10	Pomme de terre frite :	400
Cornichon :	10	Pomme de terre chips :	560
Cornichon aigre-doux :	140	Potiron :	30
Courge :	30	Radis :	20
Cresson :	20	Raifort :	60
Echalote :	75	Salsifis :	75
Endive :	20	Scarole :	25
Epinard :	30	Scorsonère :	90
Estragon :	30	Soja (germe frais) :	60
Fenouil :	25	Soja (grains) :	420
Fève verte :	65	Tomate :	20
Fève sèche :	345	Truffe :	90

Céréales (en calories/100 g) :

Avoine (en grains) :	330	Maïs (farine de) :	360
Blé (en grains) :	340	Orge (farine d') :	345
Maïs (en grains) :	355	Riz (farine de) :	355
Millet (en grains) :	340	Sarrasin (farine de) :	320
Orge (en grains) :	330	Seigle (farine de) :	350
Riz (en grains) :	350	Avoine (flocons d') :	375
Sarrasin (en grains) :	290	Blé (flocons de) :	360
Seigle (en grains) :	335	Maïs (flocons de) :	380
Avoine (farine d') :	350	Orge (flocons d') :	355
Blé (farine complète) :	340	Riz (flocons de) :	375
Blé (farine blanche) :	360		

Produits dérivés des céréales (en calories/100 g) :

Pain complet :	240	Biscuit à la cuillère :	410
Pain blanc :	255	Boudoir :	390
Pain de mie :	290	Cake :	490
Pain au gluten :	240	Gaufrette :	375

Pain d'épice :	350
Pain azyme :	255
Pain de seigle :	240
Pain grillé :	415
Pain viennois :	260
Pain sans sel :	250
Pain au son :	250
Macaron :	450
Petit-beurre :	420
Sablé :	460
Biscotte :	360
Pilpil :	340
Semoule :	350
Pâte :	360

Sucreries (en calories/100 g) :

Bonbons (moyenne) :	380
Cacao en poudre pur :	490
Calisson :	420
Caramels :	430
Cassonade :	390
Chocolat noir :	530
Chocolat au lait :	550
Compotes (moyenne) :	100
Confitures (moyenne) :	290
Dragée :	550
Flan :	140
Fruits confits :	320
Gelées de fruits (moyenne) :	260
Glaces au lait :	190
Glaces à l'eau :	130
Loukoums :	380
Marron glacé :	310
Mélasse :	250
Miel :	310
Mousse au chocolat :	450
Nougat :	440
Pâte d'amandes :	490
Pâte d'arachides :	655
Pâtes de fruits :	330
Praline :	560
Sirops de fruits (moyenne) :	300
Sucettes :	380
Sucre roux :	385
Sucre blanc :	400
Truffe au chocolat :	590

Viande de bœuf (en calories/100 g) :

Aiguillette :	200
Aloyau :	270
Araignée :	200
Bavette :	200
Cervelle :	125
Cœur :	120
Corned-beef :	275
Côte :	260
Culotte :	290
Echine :	260
Entrecôte :	200
Faux-filet :	160
Filet :	180
Flanchet :	180
Foie :	115
Gîte :	300
Langue :	200
Macreuse :	240
Noix :	185
Onglet :	200
Paleron :	215
Rognon :	125
Rosbif :	160
Rumsteck :	200
Tournedos :	200

Viande de veau (en calories/100 g) :

Cervelle :	120	Longe :	170
Cœur :	125	Noix :	160
Côte :	170	Quasi :	170
Epaule :	170	Ris :	110
Foie :	135	Rognon :	120
Jarret :	185	Tête :	210
Langue :	125		

Viande de porc (en calories/100 g) :

Carré :	330	Foie :	135
Cervelle :	130	Noix :	290
Cœur :	115	Palette :	300
Côte :	330	Pied :	340
Echine :	300	Poitrine :	300
Filet :	290	Rognon :	100

Viande de mouton (en calories/100 g) :

Cervelle :	120	Foie :	130
Cœur :	160	Gigot :	240
Côtelette :	300	Langue :	265
Epaule :	290	Rognon :	100
Filet :	250		

Viande d'agneau (en calories/100 g) :

Cervelle :	110	Gigot :	235
Côtelette :	330	Langue :	195
Epaule :	290	Rognon :	90
Foie :	130		

Autres viandes et volailles (en calories/100 g) :

Cheval :	115	Dinde :	270
Chevreau :	160	Oie :	360
Lapin :	155	Pigeon :	110
Canard maigre :	170	Pintade :	115
Canard gras :	320	Poulet :	150

Valeurs caloriques des gibiers (en calories/100 g) :

Bécasse :	120	Lapin de garenne :	135
Caille :	110	Lièvre :	105
Canard sauvage :	125	Palombe :	115
Cerf :	120	Perdrix :	115
Chevreuil :	115	Perdreau :	115
Faisan :	110	Sanglier :	110
Grive :	120		

Charcuterie (en calories/100 g) :

Andouille :	300	Mortadelle :	280
Andouillette :	320	Mousse de foie :	420
Bacon :	390	Museau :	340
Boudin :	490	Pâté de campagne :	450
Chair à saucisse :	400	Pâté de foie :	470
Cervelas :	320	Pâté de tête :	340
Foie gras :	470	Petit salé :	330
Fromage de tête :	340	Rillettes :	600
Galantine :	240	Salami :	410
Jambon cru :	360	Saucisse de Francfort :	270
Jambon cuit :	290	Saucisse de Toulouse :	400
Lard :	650	Saucisson :	560
Merguez :	510		

Poissons d'eau douce (en calories/100 g) :

Brème :	100	Goujon :	60
Brochet :	85	Lamproie :	180
Carpe :	145	Perche :	105
Chevesne :	85	Tanche :	75
Gardon :	110	Truite :	95

Poissons de mer (en calories/100 g) :

Anchois :	165	Maquereau frais :	130
Bar :	90	Maquereau en conserve :	220
Barbue :	120	Merlan :	70
Baudroie :	80	Merlu :	90
Carrelet :	65	Mérou :	220
Colin :	90	Morue salée :	160

Congre :	130	Morue séchée :	320
Daurade :	75	Mulet :	150
Eglefin (ou aiglefin) :	70	Plie :	65
Eperlan :	80	Raie :	90
Espadon :	115	Rascasse :	100
Grondin :	95	Rouget :	150
Hareng frais :	120	Sardine fraîche :	175
Hareng saur mariné :	205	Sardine à l'huile :	300
Hareng fumé :	230	Sole :	70
Limande :	70	Thon frais :	225
Lieu :	90	Thon à l'huile :	280
Lotte :	80	Turbot :	120

Poissons de mer et d'eau douce (en calories/100 g) :

Alose :	170	Esturgeon :	125
Anguille :	250	Saumon frais :	200
Anguille fumée :	320	Saumon fumé :	265

Fruits de mer (en calories/100 g) :

Araignée de mer :	95	Escargot de mer :	75
Bernicle :	90	Gamba :	100
Bigorneau noir :	100	Grenouille (cuisse de) :	70
Buccin :	90	Homard :	90
Calmar :	90	Huître :	65
Clam :	80	Langouste :	90
Coque :	45	Moule :	70
Coquille Saint-Jacques :	75	Oursin :	95
Crabe frais :	85	Palourde :	170
Crabe en conserve :	100	Pétoncle :	70
Crevette :	90	Praire :	50
Ecrevisse :	70	Seiche :	85

Laits (en calories/100 g) :

Lait de femme :	75	Lait en poudre écrémé :	375
Lait de vache frais, cru et entier :	65	Lait concentré non sucré :	165
Lait de vache 1/2 écrémé :	50	Lait concentré sucré :	250
Lait de vache écrémé :	35	Lait de brebis :	100
Lait en poudre entier :	480	Lait de chèvre :	75

Produits laitiers frais (en calories/100 g) :

Beurre :	760	Kéfir :	45
Crème :	300	Petit-suisse (40 % de M.G.) :	145
Fromage blanc :		Petit-suisse (60 % de M.G.) :	235
– à 0 % de M.G. :	45	Yaourt nature :	70
– à 20 % de M.G. :	80	Yaourt maigre :	45
– à 40 % de M.G. :	115	Yaourt aux fruits :	100

Fromages (en calories/100 g) :

Beaufort :	395	Gorgonzola :	405
Bleu de Bresse :	410	Gruyère :	390
Brie :	260	Livarot :	360
Camembert :	310	Maroilles :	420
Cantal :	385	Mimolette :	345
Chester :	400	Morbier :	300
Chèvre (moyenne) :	320	Munster :	320
Comté :	395	Parmesan :	395
Coulommiers :	280	Pyrénée :	370
Crème de gruyère :	280	Reblochon :	355
Edam :	350	Roquefort :	400
Emmenthal :	410	Saint-marcellin :	230
Epoisses :	360	Saint-nectaire :	310
Gouda :	350		

Œufs (en calories/100 g) :

Œufs de poule :		**Œufs de poissons :**	
Œuf entier :	160	Cabillaud :	115
Jaune d'œuf :	360	Esturgeon (caviar) :	290
Blanc d'œuf :	50	Lump :	230

Boissons (en calories/100 g) :

Apéritifs (moyenne) :	200	Limonade :	50
Armagnac :	250	Liqueurs (moyenne) :	350
Bières :	45	Madère :	160
Café :	5	Marc :	280
Calvados :	250	Nectars de fruits (moyenne)	70
Cidre :	40	Porto :	160

Champagne : 100
Cognac : 250
Eau : 0
Eaux-de-vie : 280
Infusions : 0
Jus de fruits (moyenne) : .. 45
Kéfir : 45
Kirsch : 250
Rhum : 250
Sirops de fruits (moyenne) : 300
Sodas : 50
Thé : 0
Vin blanc : 80
Vin rouge : 70
Vodka : 250
Whisky : 250

Corps gras (en calories/100 g) :

Beurre : 760
Huiles végétales (moyenne) : 900
Margarine : 750
Mayonnaise : 720
Saindoux : 820

QUATRIEME PARTIE

Menus et recettes conseillés pour la normalisation du poids

CHAPITRE VIII

Menus équilibrés pour les quatre saisons

Voici différentes formules de compositions « allégées » de vos différents repas suivant les saisons :

1. Petits déjeuners (premier repas du matin)

Printemps

❁ Une cuillerée à soupe de tournesol germé + un demi-avocat + un ou deux kiwis + deux figues + deux abricots ou pruneaux secs trempés.

❁ Une cuillerée à soupe de sésame germé + trois cuillerées à soupe de semoule de maïs + trente grammes de fromage à pâte ferme.

❁ Une cuillerée à soupe de blé germé + une cuillerée à soupe de luzerne + un bol de crème anglaise.

❁ Une cuillerée à soupe de seigle germé + un bol de crème de soja sucrée naturellement + deux cuillerées à soupe de pétales de maïs.

❁ Une cuillerée à soupe de tournesol germé + un bol de fraises + deux cuillerées à soupe de fromage blanc + une cuillerée à café de sucre de canne complet.

❁ Une cuillerée à soupe d'épeautre germé + une banane cuite au four dans sa pelure + trois ou quatre amandes mondées.

❁ Une cuillerée à soupe de luzerne germée + une cuillerée à soupe de pollen + une part de gâteau de riz à la caroube et au chocolat (préparé la veille, s'il y a lieu).

Eté

❁ Une cuillerée à soupe de sésame germé + cinq ou six noisettes + trois ou quatre abricots bien mûrs.

❁ Une cuillerée à soupe de pollen + deux cuillerées à soupe de fromage blanc + une cuillerée à soupe de raisins secs trempés + un bol de cerises.

❁ Une cuillerée à soupe de blé germé + une à deux tranches de pain perdu.

❁ Une cuillerée à soupe de seigle germé + cinq à six pistaches + une banane bien mûre cuite au four avec sa pelure.

❁ Une cuillerée à soupe de tournesol germé + un bol de flocons de millet (mis à tremper la veille dans de l'eau additionnée d'une cuillerée à soupe de purée d'amande blanche) + une cuillerée à café de sucre complet de canne (solide ou liquide).

❁ Une cuillerée à soupe de tournesol germé + trois ou quatre amandes mondées + une grappe de raisin bien mûr.

❁ Une cuillerée à soupe de luzerne germée + une ou deux galettes de blé germé.

Automne

❁ Une cuillerée à soupe de tournesol germé + trois ou quatre noix fraîches + deux ou trois figues fraîches.

❁ Une cuillerée à café de sésame germé + une cuillerée à café de pépins de courge + une pomme cuite au four avec quelques raisins secs incorporés + une cuillerée à soupe de fromage blanc.

❀ Une cuillerée à soupe de blé germé + une cuillerée à soupe de luzerne + un bol de crème anglaise.

❀ Une cuillerée à soupe de seigle germé + une part de gâteau de semoule de riz (préparé la veille, s'il y a lieu).

❀ Une cuillerée à soupe de tournesol germé + une cuillerée à soupe de pignons de pin + une poire bien mûre + deux ou trois dattes.

❀ Une cuillerée à soupe de blé germé + trois ou quatre noix du Brésil + une grappe de raisin.

❀ Une cuillerée à soupe de sésame germé + une cuillerée à soupe de pollen + une cuillerée à soupe de pépins de courge + cinq ou six châtaignes.

Hiver

❀ Une cuillerée à soupe de pollen + une cuillerée à soupe de tournesol germé + une cuillerée à soupe de blé germé + deux dattes + une figue.

❀ Une cuillerée à soupe de tournesol germé + cinq noisettes + une tranche de pain bis + 50 g de fromage à pâte ferme.

❀ Une cuillerée à soupe de tournesol germé + une cuillerée à soupe de pépins de courge + une cuillerée à soupe de pignons de pin + deux bananes sèches.

❀ Une cuillerée à soupe de blé germé + une cuillerée à soupe de luzerne germée + un bol de riz + un œuf cuit mollet.

❀ Un demi-avocat + une cuillerée à café de sésame germé + deux cuillerées à soupe de fromage blanc + une cuillerée à soupe de raisins secs trempés depuis la veille + deux dattes.

❀ Une cuillerée à soupe d'épeautre germé + une cuillerée à soupe de tournesol germé + une ou deux crêpes à la farine de châtaigne.

❀ Une cuillerée à soupe de sésame germé + un bol de flocons de riz avec cinq ou six noisettes moulinées + une cuillerée à soupe de pollen.

2. **Déjeuners** (repas de midi)

Printemps

❀ Pissenlit, carotte râpée, chou rouge, blé germé.
Plat cuit : omelette, endives à la vapeur, semoule de maïs.

❀ Mâche, betterave rouge râpée, chou blanc, luzerne germée.
Plat cuit : brandade de morue, potimarron en purée.

❀ Endives, cresson, céleri râpé, sésame germé.
Plat cuit : potée de lentilles germées, poireaux, millet parsemé de fromage à pâte ferme.

❀ Champignons en salade, scarole, navet râpé, fenugrec germé.
Plat cuit : poulet cuit vapeur, sauce Mornay, pomme de terre en chemise.

❀ Fenouil, radis noir râpé, seigle et tournesol germé.
Plat cuit : spaghettis au basilic et poireaux parsemés de gruyère râpé.

❀ Tournesol germé, fraises, fromage blanc, dattes.
Plat cuit : aubergines à la provençale.

❀ Frisée, céleri râpé, pissenlit.
Plat cuit : gratin de brocolis et d'ortie (jeunes pousses).

Eté

❁ Laitue, cerfeuil, radis, carotte râpée.
Plat cuit : haricots nature, pommes de terre, tranche de gigot.

❁ Tomate au basilic, frisée, betterave rouge, luzerne.
Plat cuit : omelette aux courgettes, boulghour.

❁ Concombre, céleri en branches, navet râpé, laitue.
Plat cuit : saumon frais, ratatouille, riz semi-complet.

❁ Mesclun, courgette en rondelles, céleri râpé, blé germé.
Plat cuit : gratin d'aubergine, quinoa.

❁ Fenouil, laitue, carotte râpée, seigle germé.
Plat cuit : tranche de rôti de bœuf à l'échalote, pommes de terre.

❁ Abricots, blé germé, cerises, fromage blanc, noisettes.
Plat cuit : courgettes glacées.

❁ Mesclun, petsaï, chou blanc.
Plat cuit : potée de lentilles germées, courgettes, semoule de maïs.

Automne

❁ Chou rouge, céleri râpé, scarole, seigle germé.
Plat cuit : châtaigne, 30 à 40 g de comté.

❁ Un demi-avocat, petsaï, betterave rouge râpée, luzerne germée, quelques noix.
Plat cuit : pois chiche germés en purée, potimarron et pommes de terre en purée et gratinés.

❁ Crudités variées avec œuf dur.
Plat cuit : riz aux champignons.

❁ Mâche, chou blanc, navet râpé, blé germé.
Plat cuit : poulet à la sauce blanche, riz semi-complet, endives vapeur.

❁ Endive, artichaut, salade verte, fenugrec germé.
Plat cuit : œuf sur le plat, quinoa, choux de Bruxelles.

❁ Batavia, radis, un demi-avocat, luzerne.
Plat cuit : escalope de veau, brocolis, purée de pommes de terre.

❁ Romaine à l'ail, luzerne, radis noir râpé, blé germé.
Plat cuit : soufflé aux poireaux.

Hiver

❁ Céleri-rave râpé, mâche, fenouil, luzerne germée.
Plat cuit : chou rouge aux marrons, œuf au plat.

❁ Scarole, petsaï, radis noir râpé, blé germé, quelques noix du Brésil.
Plat cuit : haricots blancs germés, millet, choux de Bruxelles.

❁ Endives, champignons, carotte râpée, seigle germé.
Plat cuit : cabillaud au court-bouillon, riz semi-complet, épinards.

❁ Mâche, chou rouge, luzerne germée, navet râpé.
Plat cuit : tofu en petits cubes aux légumes divers, boulghour.

❁ Frisée, carotte râpée, lentilles germées.
Plat cuit : gratin dauphinois.

❁ Salade italienne (rouge), chou blanc, potimarron râpé, sésame germé.
Plat cuit : choucroute légère, pommes de terre.

❁ Mâche, brocolis, betterave rouge, luzerne.
Plat cuit : bœuf bourguignon, quinoa.

3. **Soupers** (repas du soir)

Printemps

❀ Pissenlit, radis, céleri-rave râpé.
Plat cuit : gratin d'ortie au millet.

❀ Romaine, navet râpé, chou rouge.
Plat cuit : salade de pommes de terre au lieu noir.

❀ Scarole, carotte râpée, luzerne.
Plat cuit : potage aux lentilles et aux poireaux.

❀ Mâche, betterave rouge, fenouil.
Plat cuit : soupe à l'oignon.

❀ Laitue, radis chinois, chou blanc, luzerne.
Plat cuit : chou-fleur à la sauce blanche.

❀ Endive, mâche, céleri râpé, artichaut.
Plat cuit : pizza.

❀ Frisée, radis, brocolis.
Plat cuit : potée de chou blanc au jambon et aux pommes de terre.

Eté

❀ Laitue, courgette, tomate (avec modération), minestrone.

❀ Laitue, carotte râpée, luzerne germée, potage verdure.

❀ Laitue, poivron rouge, concombre, ratatouille.

❀ Fenouil, laitue, radis, haricots verts.

❀ Laitue, betterave rouge, tournesol germé, soupe à l'oignon.

❀ Laitue, chou rouge, courgette, pizza.

❀ Mesclun, tomate, radis noir, tapioca (moitié eau, moitié lait).

Automne

❁ Endives, carotte râpée, luzerne, quelques cubes de fromage à pâte ferme, cinq ou six châtaignes.

❁ Mâche, tofu, chou rouge, céleri râpé, quelques noisettes, une pomme au four.

❁ Artichaut, laitue, betterave rouge, luzerne, aïoli.

❁ Un demi-avocat, scarole, radis noir, choux de Bruxelles à la sauce blanche.

❁ Batavia, tournesol germé, potimarron râpé, potage au céleri.

❁ Mâche, chou blanc, carotte, blé germé, ratatouille.

❁ Endive, champignon, chou-fleur, luzerne germée, gratin de potimarron.

Hiver

❁ Mâche, chou blanc, luzerne.
Plat cuit : endives au jambon.

❁ Fenouil, chou rouge, scarole.
Plat cuit : tapioca au lait (moitié eau, moitié lait).

❁ Endives, chou-fleur, luzerne.
Plat cuit : velouté poireau-pomme de terre.

❁ Frisée, carotte, tournesol germé.
Plat cuit : soupe au pistou.

❁ Petsaï, betterave rouge râpée, luzerne germée.

❁ Salade rouge, radis noir râpé, fenouil, sésame germé.
Plat cuit : velouté de brocoli.

❁ Mâche, céleri râpé, chou-fleur.
Plat cuit : soupe de poissons.

CHAPITRE IX

Recettes « minceur »

1. Les soupes et potages

❁ Soupe au cresson

Ingrédients : tout simplement du cresson, de la pomme de terre et de l'eau.

Hacher finement le cresson (sans les racines). Râper finement les pommes de terre. Y ajouter l'eau nécessaire et faire bouillir pendant une demi-heure environ. Y ajouter un peu de sel selon le goût et, éventuellement, quelques aromates. Passer au tamis fin.

Nota : la pomme de terre peut être remplacée par de la crème de riz.

❁ Soupe à la laitue

Ingrédients : laitue + persil + oignon + sel marin complet + morceaux de pain grillés légèrement (surtout ne pas carboniser) + une poignée de pois verts + quelques pointes d'asperges éventuellement.

Hacher la laitue, le persil et l'oignon. Faire cuire. Au bout de vingt minutes environ, ajouter les pois verts et les asperges. Dans l'assiette, ajouter le pain grillé.

❁ Soupe de poireaux et de pommes de terre

Ingrédients : un poireau et deux pommes de terre moyennes par personne + un peu de sel marin complet. Eventuellement : beurre ou huile d'olive ou d'arachide (vierge) + cerfeuil ou persil cru haché.

Faire bouillir ensemble les poireaux coupés en fines tranches et les pommes de terre pendant trois quarts d'heure environ. Ajouter cerfeuil ou persil cru ainsi que l'huile (une cuillerée à café pour deux personnes). Saler en fin de cuisson. On peut aussi aromatiser avec de la levure autolysée (voir en magasin de diététique).

❁ Soupe au potiron (ou potimarron)

Ingrédients (pour quatre personnes) : une livre de potiron ou potimarron + quelques oignons + quelques feuilles d'épinard.

Faire bouillir un quart d'heure environ. Saler après cuisson. Dans l'assiette, on peut ajouter un peu de fromage à pâte ferme (râpé) ou autolysat de levure alimentaire.

❁ Potage verdure

Ingrédients : une ou deux pommes de terre moyennes par personne + cerfeuil + persil + épinards.

Cuire un quart d'heure les pommes de terre et les épinards. Dans l'assiette, ajouter le cerfeuil cru haché ou le persil, avec un peu de sel marin complet si nécessaire.

❁ Soupe à l'ail

Ingrédients : dix gousses d'ail pour deux litres d'eau + thym ou sarriette + un jaune d'œuf par personne + persil et cerfeuil hachés.

Faire cuire un quart d'heure l'ail et la sarriette (ou le thym). Passer à la moulinette directement dans la soupière où l'on aura au préalable battu un jaune d'œuf avec un peu de crème fraîche. Saler et ajouter persil + cerfeuil.

2. Les salades composées

❁ Préparation

La préparation des salades est très simple. On se munit des ingrédients nécessaires et on y ajoute certains aromates, de l'huile de première pression à froid (en variant : olive, tournesol, arachide, soja...).

Certains y ajoutent un peu de sel, mais il est préférable de s'en abstenir dans la salade. Autre adjonction préférable : un peu de levure alimentaire sèche. Jus de citron ou vinaigre de cidre, par exemple.

Certains ajoutent de l'œuf dur.

Parfois, la salade peut comporter également un peu de légumes cuits : par exemple topinambours, fèves, fenouil, épinards, ortie jeune de printemps, betterave rouge, haricots ou lentilles, haricots verts, chou-fleur, céleri-rave...

Les ingrédients crus sont à choisir parmi les suivants : salade proprement dite, chou rouge ou blanc, choucroute crue, radis, carottes, betterave rouge, concombre, céleri-rave râpé ou céleri en branches, chou-fleur cru, tomate, champignons, olives noires, chicorée de Bruxelles, barbe de capucin...

Les courges peuvent être ajoutées, soit crues ou cuites (suivant le goût). Certains y ajoutent également de la pomme de terre cuite (un régal avec le pissenlit cru).

Comme condiments, on peut également ajouter des rondelles d'oignon, du cresson ou du cresson alénois (en petite quantité).

Dans le sud-est de la France, le pan-bagnat comporte, entre deux tranches de pain, certains des ingrédients ci-dessus avec de l'huile d'olive vierge et quelques olives. Le pan-bagnat peut être précieux dans toutes les circonstances où l'on reçoit les jeunes et les adultes, en pique-nique, etc.

❁ Assaisonnements pour salades

Traditionnellement, la base est représentée par une ou plusieurs huiles vierges (de première pression à froid) : olive, tournesol, soja, arachide, carthame… Avec aussi de l'huile de maïs et de l'huile de pépins de raisin (chauffée, hélas !). L'huile peut aussi être remplacée par du yaourt, du lait caillé, de la crème fraîche.

On peut y ajouter du tamari, du persil, du cerfeuil, de la ciboulette, une poudre de plantes séchées (persil, cerfeuil, ciboulette, thym, romarin, basilic, sarriette, sauge, estragon…).

Quand ils sont tolérés, l'oignon, l'ail, l'échalote sont bienfaisants.

Le sel n'est à ajouter que si on le désire vraiment, et en tout cas en faible quantité : sel marin complet ou fleur de sel.

Certains y ajoutent également du fromage à pâte ferme râpé ou en petits cubes.

3. L'œuf

❁ Un aliment bienfaisant

L'œuf a été l'objet de mises en garde irrationnelles. Dans la plupart des situations, l'œuf est un aliment particulièrement bienfaisant. Les végétariens et végétaliens auraient intérêt à en consommer régulièrement afin d'éviter les carences dues à une insuffisance d'assimilation de protéines végétales.

En principe, l'œuf est totalement assimilable : il apporte des graisses phosphorées de la plus haute qualité biologique, pour la régénérescence générale, la revitalisation et même la régénérescence du foie et du système nerveux. Surtout, gardons le jaune d'œuf !

En ce qui concerne le blanc d'œuf, il est composé de protéines de haute valeur biologique également.

L'œuf est, grâce au jaune, une source particulièrement précieuse de zinc, métal précieux pour la régénérescence cellulaire en général et pour l'équilibre des fonctions sexuelles chez la femme et chez l'homme (chez l'homme, il favorise la production et la vitalité des spermatozoïdes). Notons, au passage, qu'on trouve le zinc également dans la sève de canne complète (sucre roux réel), la graine de courge, l'huître, etc.

Une réserve : chez l'homme, l'œuf doit être consommé jaune cru et blanc légèrement cuit. En effet, l'avidine contenue dans le blanc cru peut inhiber le métabolisme de certaines vitamines B. Il y a donc lieu de prendre l'œuf selon certaines préparations si l'on veut en obtenir le maximum d'effets favorables.

❁ Comment cuire l'œuf ?

Le plus simple est de prendre l'œuf cuit mollet : environ trois minutes dans l'eau bouillante (si l'œuf a été préalablement refroidi au réfrigérateur, il faut compter au moins une minute de plus). Plongez l'œuf dans l'eau chaude, mais en perçant préalablement le gros bout de l'œuf, afin que celui-ci n'éclate pas en cours de cuisson.

En fin de cuisson, mettre l'œuf brusquement dans l'eau froide afin que la coquille se détache plus facilement. Le blanc doit être visqueux et non dur ; le jaune doit rester liquide.

❀ Autre préparation : l'œuf à la coque

Prendre l'œuf à la température ambiante. Par ailleurs, faire bouillir de l'eau additionnée d'une cuillerée à café de sel marin complet. Plonger l'œuf dans l'eau en pleine ébullition et laisser bouillir deux minutes.

Alors, couvrir la casserole et retirer de la flamme pour laisser l'œuf dans l'eau pendant deux minutes. Puis, passer l'œuf à l'eau froide et consommer ou garder pour un repas (chez soi ou à l'extérieur).

❀ Omelettes

L'omelette saine ne comporte pas de partie brûlée ou grillée (cancérigène et anti-aliment). Il faut une poêle en fonte autant que possible et chauffée doucement.

Battre les œufs en y ajoutant une ou deux cuillerées à soupe d'eau par œuf. Ajouter le sel marin complet et, si on le désire, un peu de coriandre, de carvi, de cumin... Verser ce mélange dans la poêle préalablement huilée (huile d'arachide de préférence). Couvrir. Laisser chauffer doucement et vérifier de temps à autre que le fond de l'omelette ne chauffe pas excessivement. Petit à petit, l'omelette cuit dans la masse, prend du volume et parvient à son point idéal de cuisson : une omelette baveuse, que l'on consommera avec des légumes crus ou cuits, pommes de terre, riz, millet, etc.

❀ Omelette au bain-marie

Même préparation que ci-dessus, mais l'œuf battu est déposé dans une assiette et recouvert d'une autre assiette renversée. On pose sur un récipient contenant de l'eau qui va bouillir en permanence. La cuisson se fait en huit ou dix minutes, progressivement, sans que l'œuf puisse brûler, bien entendu, puisque la température ne dépasse pas 100°.

C'est un moyen idéal de consommer l'œuf – et un régal pour les gourmets.

❁ Œuf brouillé

Le contenu de l'œuf est battu au fouet ; on y ajoute un peu de sel marin complet.

Dans une poêle ou une casserole à fond épais, mettre un peu d'huile ou de beurre. Faire chauffer doucement et ajouter les œufs battus. Sur feu très doux, ou au bain-marie, tourner sans arrêt jusqu'à ce que l'œuf devienne crémeux. Servir sur un plat chaud.

❁ Œufs brouillés aux champignons

Les champignons ont été préalablement émincés et cuits pendant dix minutes dans une cuillerée d'huile ou d'eau, avec un peu de sel.

On égoutte, on refroidit et on incorpore ces ingrédients aux œufs battus avant de les verser dans la casserole.

❁ Œufs brouillés aux fines herbes

En battant, on mélange aux œufs une cuillerée de fines herbes hachées finement.

❁ Œuf poché

Prévoir un ou deux œufs par personne (et même plus pour ceux qui aiment, étant donné que l'œuf est d'une parfaite digestibilité s'il n'est pas pris au même repas que la viande, le poisson, des plats gras, des légumineuses...).

La casserole doit être suffisamment ample pour que les œufs ne se touchent pas en chauffant. Il faut aussi une bonne quantité d'eau à laquelle on ajoute une cuillerée à café de sel marin complet et, éventuellement, un peu de jus de citron.

Chaque œuf est cassé à part ; le blanc et le jaune sont mis à l'unité, dans des tasses ou des verres, un par récipient.

Quand l'eau bout, réduire la flamme et verser un œuf à la fois dans cette eau bouillante ; faire moutonner cette eau pendant quatre ou cinq minutes suivant la grosseur des œufs. Le jaune doit rester liquide.

Chaque œuf retiré avec une écumoire est plongé immédiatement dans de l'eau froide (pendant cinq minutes), puis égoutté dans une passoire ou sur un linge en le maniant délicatement. Si l'œuf refroidit avant d'être servi, on peut le réchauffer en le plongeant dans une casserole d'eau un peu chaude pendant quelques minutes.

Cet œuf peut être servi avec un plat chaud : pommes de terre, millet, riz, maïs, boulghour, etc.

❁ Œuf en gelée

Ingrédients : œufs + agar-agar + légumes pour la préparation d'un bouillon + aromates + tomate + olives noires + champignons + poivron, etc.

Avant tout, préparer une gelée à l'agar-agar avec du bouillon de légumes concentré. Cette gelée peut être parfumée avec de l'autolysat de levure.

Dans de petits moules individuels, en verre de préférence, verser un demi-centimètre de gelée à l'agar-agar, que l'on met au réfrigérateur ou que l'on refroidit au frais.

Pendant ce temps, on cuit les œufs à la coque (un ou deux par convive). On les étale délicatement. Lorsque la gelée est prise, on pose deux brins d'estragon en croix, un peu de persil ou de cerfeuil, un peu de macédoine de légumes, une rondelle de tomate, une demi-olive noire, une tranche de champignon, un morceau de poivron, un morceau de fond d'artichaut (ou une autre garniture, au choix). On pose l'œuf sur ces légumes. On recouvre le tout de gelée et on laisse prendre une heure au moins au réfrigérateur ou trois ou quatre heures au frais.

Pour démouler, on plonge le moule quelques instants dans une eau très chaude. On passe tout autour une fine lame de couteau et on retourne le moule d'un geste vif.

On garnit avec des feuilles de laitue, des tranches d'œuf dur, de la tomate, du persil, etc.

❁ Sauce mayonnaise

Ingrédients : un jaune d'œuf + une cuillerée à café de condiment : moutarde très légère et fine, jus de citron ou vinaigre (de préférence de vin ou de cidre) + sel marin complet ou fleur de sel.

Ajouter de l'huile goutte à goutte, sans cesser de tourner à la fourchette (en bois) ou au fouet. Lorsqu'on a obtenu la quantité désirée de sauce, on ajoute un peu de citron ou de sel.

Pour une mayonnaise très légère : ajouter une ou deux cuillerées à soupe d'eau bouillante, ou deux cuillerées à soupe de yaourt.

Si la mayonnaise est manquée, on peut y ajouter de l'eau bouillante, goutte à goutte, en tournant toujours pour normaliser cette sauce.

❁ Sauce mayonnaise verte

A la mayonnaise ordinaire, on ajoute persil, cerfeuil et estragon hachés finement.

❁ Sauce mayonnaise sans œuf

Ingrédients : une cuillerée à soupe de purée d'amande + jus d'un quart de citron + un peu de sel marin complet ou de fleur de sel.

Mélanger ces ingrédients et y ajouter peu à peu la valeur de quatre cuillerées à soupe d'huile, comme pour une mayonnaise ordinaire.

❁ Aïoli

Préparation comme pour la sauce mayonnaise. Avant de commencer celle-ci, piler finement quatre éclats d'ail dans le récipient de préparation.

❁ Sauce blanche santé

Ingrédients : 50 g de beurre ou d'huile d'olive, ou un jaune d'œuf + une cuillerée à soupe de farine de blé + une cuillerée à soupe de riz + un demi-litre de liquide + une demi-cuillerée à café de fleur de sel ou de sel marin complet.

Mélanger les farines et le sel dans le liquide froid et amener à ébullition tout en tournant. Cuire à feu très doux pendant quatre ou cinq minutes. La sauce est prête. C'est à ce moment que l'on ajoute un peu de matière grasse, ou un peu de fromage blanc, ou encore un jaune d'œuf.

4. Le riz complet

Le riz complet (ou semi-complet), riche en minéraux et en vitamines B, doit être cuit assez longuement.

On trouve sur le marché différentes sortes de riz : riz blanc, riz semi-complet, riz complet, riz sauvage, etc. Chacun de ces riz est intéressant. Certains riz sont en fait des graminées ! On trouve dans le commerce sous le nom de *pilpil,* un riz complet cassé et un blé cassé qui cuisent rapidement. Le pilpil existe en plusieurs formules : gros, fin, ou semoule. Sa cuisson est plus rapide.

Cuisson : jeter dans le liquide froid, laisser bouillir trois ou quatre minutes, couvrir et laisser gonfler huit à dix minutes. Ou encore, laisser cuire huit à dix minutes en remuant bien.

Le riz complet se prépare :

– A la créole : plonger directement dans un liquide bouillant.

– Au gras : mettre à cuire sec dans un corps gras et mouiller ensuite avec un liquide bouillant.

Ces deux méthodes ont chacune leurs avantages.

❀ Cuisson du riz « à la créole »

Pour 250 g de riz (environ onze cuillerées), il faut trois litres d'eau, une cuillerée à café de sel marin complet. Placer le riz dans une passoire, faire couler dessus l'eau fraîche du robinet en remuant la passoire pour que les grains soient bien lavés.

Frotter le riz doucement entre les mains sans le briser. Rincer toujours à grande eau et égoutter.

Faire chauffer et bouillir l'eau salée. Lorsque l'eau bout à gros bouillons, y jeter le riz. Laisser bouillir à tout petit feu pendant une heure. Goûter quelques grains pour se rendre compte du degré de cuisson. Le riz est cuit lorsqu'il ne croque plus sous la dent (mais l'excès de cuisson peut transformer le meilleur riz en colle de pâte).

Verser le riz cuit dans une passoire. Tremper la passoire dans une grande casserole remplie d'eau fraîche, la retirer et recommencer l'opération dans une autre eau froide. Egoutter.

Pour servir le riz froid, le sécher tel quel sur un linge. Pour le présenter chaud, étendre le riz sur un plat (lorsqu'il est bien égoutté à fond) et placer le plat à l'entrée du four ou à une chaleur douce pour qu'il se dessèche un peu en chauffant mais sans griller. Remuer de temps en temps les grains de riz dans le plat.

Nota : le riz bien préparé se marie merveilleusement avec l'œuf entier (à ajouter en fin de cuisson). Ne pas oublier le sel marin complet.

Cette formule : riz semi-complet + œuf + sel marin complet peut représenter, à elle seule, avec des légumes et crudités, un repas excellemment équilibré.

5. Les graines germées

a) Des aliments miracles

Les graines germées représentent une source considérable d'économies et de richesse nutritionnelle. Il est probable que, dans l'avenir, les méthodes naturelles de santé recourront de plus en plus à cette nourriture, qui permettra de réduire les quantités et les frais et d'obtenir un niveau de santé supérieur.

Il faut distinguer les graines germées (début de germination) et les pousses de plantes. Les pousses peuvent être consommées le soir, tandis que les graines germées elles-mêmes sont plus excitantes et ne devraient être prises que le matin ou le midi.

Les graines les plus variées peuvent être avec avantage consommées après germination : seigle, orge, blé, luzerne, haricot, lentille, soja, chou, radis, sésame, tournesol, amande, capucine, fenugrec…

Des phénomènes d'exaltation des vitamines et des oligo-éléments se produisent lors de la germination de toutes les graines. On constate, par exemple, une augmentation considérable des vitamines du groupe B, de la biotine (vit. H), des vitamines A et C ; une augmentation de la teneur en fer assimilablc ; une transformation partielle de l'amidon en dextrine et maltose, d'où résulte une amélioration de la digestibilité. L'acide phytique du son se transforme en phytates neutres, non déminéralisants. La régulation du poids est ainsi mieux assurée.

b) Propriétés stimulantes ou apaisantes

Pour le repas de midi, on utilisera plus de graines germées et moins de légumes que le soir. Certains condiments peuvent aussi influencer le sommeil :

– Soit l'empêcher : romarin, sarriette, origan, coriandre, menthe…

– Soit le favoriser : fenouil, basilic, marjolaine, thym…

Ne saler qu'après la cuisson si nécessaire. Préférer la fleur de sel, ou le sel marin courant complet.

c) Consommation des graines germées

– Soit seules (de une à trois cuillerées à soupe le matin ou le midi, pas le soir).

– Soit en association avec des crudités.

– Soit en association avec des fruits oléagineux mais non avec des fruits aqueux.

– Pendant les saisons difficiles, les graines germées et pousses peuvent prendre la place des salades, grâce à leur richesse vitaminique toute particulière.

– En potage : cuire quelques minutes diverses pousses ou germes mous et passer ; avant de servir, ajouter des germes de luzerne frais (le passe-vite retient les celluloses trop dures).

– Ajoutées en fin de cuisson aux céréales : riz, millet, boulghour, etc.

– Ajoutées aux galettes de céréales.

– Sous forme de graines germées pulvérisées et incorporées à des biscuits.

– Etc.

d) Les lentilles germées

Les lentilles germées constituent un aliment très intéressant par leur composition, leur prix, leur préparation facile, leurs qualités digestives et leur goût très agréable et plaisant. Elles se consomment de mille façons. Certains auteurs prétendent qu'il ne faut pas les ébouillanter. Or, le facteur antitrypsique qu'elles peuvent contenir doit être neutralisé, ce qu'assure assez bien la cuisson. Nous avons, en effet, constaté qu'elles sont plus digestes après avoir été ébouillantées très brièvement. Il suffit de verser l'eau bouillante sur les lentilles et d'attendre trente secondes avant de jeter cette eau.

Les lentilles germées mi-crues perdent très peu de leurs qualités nutritives. Elles s'accommodent, mélangées ou non, à toutes les crudités parsemées de fines herbes, d'ail et d'un peu d'huile. Cuites, elles s'utilisent pour toutes les recettes traditionnelles. Les plats sont cependant plus savoureux, plus équilibrés, plus riches et beaucoup plus digestes lorsqu'elles ont germé quelques jours.

Les lentilles germées s'associent également bien avec d'autres graines germées : blé, épeautre, seigle, sésame, pois chiche décortiqué, etc.

En fin de cuisson, on peut y ajouter des pousses hachées : tournesol, luzerne, lentilles, fenugrec, etc.

La cuisson des céréales germées étant plus longue, il est bon :

– Soit de les concasser pour les joindre aux lentilles.
– Soit de les mettre à cuire une heure avant celles-ci.

e) Recettes avec graines germées

A toutes les recettes, ajouter pour la cuisson un peu d'eau pour la potée, et plus d'eau pour le potage.

La durée de cuisson des lentilles est de vingt à trente minutes. Si certains légumes nécessitent une cuisson plus longue (poireaux, carottes…), les faire cuire à part un surplus de temps avant d'intégrer les lentilles pour continuer la cuisson.

Toujours cuire à feu très doux pour garder la température de cuisson la plus basse possible. On évitera ainsi de détériorer inutilement des aliments qui cuisent plus vite.

Avant de servir, ajouter les condiments appropriés avec un filet de bonne huile d'olive ou une noix de beurre.

❁ Potée d'été

Ingrédients : lentilles germées + tomates + courgettes + ail frais.

Condiments :
– *Avant :* un ou deux clous de girofle + serpolet + carvi.
– *Après :* coriandre feuille + pourpier haché + fleur de sel.
– *Accompagnement :* pommes de terre persillées (ou, à défaut, du millet par exemple).

❁ Potée d'automne pour midi

Ingrédients : lentilles germées + blé germé + tournesol décortiqué germé + carottes + ail + quelques petits cubes de saucisson biologique.

Condiments :
– *Avant :* un ou deux clous de girofle + baies de genévrier + sarriette.
– *Après :* persil haché + une ou deux feuilles de menthe hachées + fleur de sel.
– *Accompagnement :* millet (et un verre de bon vin rouge biologique, si on l'aime).

Potée d'hiver pour le soir

Ingrédients : lentilles + poireaux + oignons + ail.

Condiments :
– *Avant :* fenouil en graine + marjolaine.
– *Après :* luzerne et basilic hachés + fleur de sel.
– *Accompagnement :* un peu de riz semi-complet.

Autres légumes d'hiver :
– Lentilles germées + potimarron.
– Lentilles germées + panais + oignons.
– Lentilles germées + céleri-rave + oignons.
– Lentilles germées + oignons + épinards.

Potée de printemps

Ingrédients : lentilles germées + fenouil + ail.
Condiments :
– *Avant :* cade frais + clous de girofle.
– *Après :* pousses d'orties hachées à cuire pendant cinq minutes + cerfeuil.
– *Accompagnement :* boulghour, par exemple.

Galettes de céréales aux graines germées

Prendre des céréales cuites ou des flocons de céréales trempés, des œufs, du gruyère biologique (fromage de Comté ou autres), des graines germées, quelques condiments ou fines herbes disponibles. Un peu d'huile ou de farine. Mélanger le tout. Façonner de petites galettes et les rouler dans la farine. Cuire dans un peu d'huile ou au four doux.

Repas complet « vite fait »

Pour prendre sur le pouce ou emporter au travail ou en pique-nique.

Application de la formule 60/20/20, c'est-à-dire : 60 % de légumes et de fruits, 20 % de protides et 20 % de glucides.

– 60 % : pousses de fenugrec, radis, luzerne, etc. Graines germées de blé et seigle. Lentilles germées ébouillantées. Légumes racines crus râpés (carotte, betterave rouge, navet, céleri…). Quelques raisins secs trempés. Avocat coupé en petits morceaux. Graines crues non germées de tournesol ou courge, par exemple.

– 20 % : œuf cuit mollet ou fromage à pâte ferme. Eventuellement, un peu de levure alimentaire sèche.

– 20 % : céréale cuite (riz, millet, boulghour…) ou une tranche de pain bis.

Nota : on peut y ajouter éventuellement un peu d'huile et de jus de citron avant de mélanger le tout si on le désire.

❁ Potée et potage de lentilles germées

Pour le potage, les ingrédients sont les mêmes que pour la potée, mais en moindre quantité et avec plus d'eau. Cette préparation se sert sans accompagnement de farineux (blé, riz, etc.).

La potée précédée d'un plat de crudités et servie avec un farineux constitue un repas suivant la formule 60/20/20 indiquée page 86.

Base : lentilles germées + graines diverses germées + légumes de saison.

On peut utiliser une boule à épices que l'on trouve dans le commerce comme boule à thé. Dans cette boule, on enferme pour la cuisson les condiments qui restent ainsi groupés et non mélangés au plat servi.

Aromates à utiliser en début de cuisson : coriandre, cumin, aneth, carvi, clou de girofle, cade, baie de genévrier, graines de fenouil, marjolaine, origan, sarriette, thym, serpolet, etc.

Aromates à incorporer en fin de cuisson, hachés et crus accompagnés d'un peu d'huile d'olive : aneth en feuille, basilic, céleri en branche, cerfeuil, coriandre en feuille, estragon, persil, pourpier, cresson, capucine feuille, ciboulette, menthe, cornichon, échalote, riquette, etc.

Ajoutées en milieu de cuisson, quelques olives noires donneront un goût provençal.

Les non-végétariens pourront ajouter quelques rondelles de saucisson ou de jambon (biologiques) qui donneront un goût plus nordique ; ou encore quelques algues, qui donneront un goût « maritime ».

6. Recettes à base de choux

❁ Salade de choucroute

Ingrédients (par personne) : une cuillerée à soupe de choucroute crue avec différents ingrédients ci-dessous.

Servir la choucroute crue dans la sauce suivante : deux cuillerées à soupe de yaourt + une cuillerée d'huile d'olive vierge ou d'arachide naturelle + une cuillerée à café de jus de citron et mélanger.

On peut ajouter un oignon finement haché et une cuillerée à thé de cumin, si on le désire.

Nota : le yaourt peut être avantageusement remplacé par de la crème fraîche ou du lait caillé.

❁ Cuisson du chou à la Lindlahr

Préparer une grande marmite d'eau bouillante salée à raison d'une cuillerée à café de gros sel gris par litre. Lorsque l'eau bout à gros bouillons, y jeter les feuilles de chou coupées en lanières. Laisser remonter jusqu'à ébullition et régler la température pour que l'eau continue à frissonner sans bouillir.

Le chou est cuit au bout de vingt minutes et se prête à diverses préparations.

Si les ingrédients sont biologiques, cette cuisson ne dégage pas d'odeur désagréable et rend le chou très digeste.

❁ **Chou vert ou blanc** (à l'étuvée)

Dans la cocotte, disposer un lit d'oignons émincés, un lit de tomates écrasées, un lit de courgettes en rondelles, un lit de chou en lamelles, une branche de persil, un peu de thym et éventuellement du fenouil.

Avant la fin de la cuisson (douce), ajouter quelques petits champignons de couche entiers, sel marin complet et huile d'olive vierge. Servir bien chaud.

❁ **Chou farci aux châtaignes**

Ingrédients : des marrons, du chou blanc – et c'est tout.

Faire cuire une vingtaine de marrons à l'eau, les éplucher et les réduire en purée. Un peu de sel marin complet.

Par ailleurs, faire blanchir un chou blanc. Introduire la purée de châtaignes entre les feuilles. Mettre au four dans un plat à gratin. Arroser de temps à autre avec l'eau qui a servi à blanchir le chou. Laisser une demi-heure environ au four afin d'achever la cuisson du chou.

❁ **Choux de Bruxelles**

Cuire à la vapeur de petits choux de Bruxelles, bien verts et fermés (et non devenus gris par une conservation défectueuse). Les égoutter lorsqu'ils sont bien tendres, les mettre dans un légumier et arroser de beurre fondu ou d'huile d'olive avec ou sans ail. A servir avec des pommes de terre vapeur ou des châtaignes cuites à l'eau, épluchées et laissées entières.

Cuisson du chou-fleur

Le chou-fleur contient du soufre, qui lui donne sa coloration jaune et son odeur particulière. Pour le garder bien blanc et le rendre plus digeste, il suffit de le cuire à l'eau bouillante, casserole découverte : le soufre, volatil, s'échappe avec la vapeur d'eau.

Chou-fleur au gratin

Cuire un chou-fleur à la vapeur. Séparer les bouquets lorsqu'il est cuit et les disposer délicatement dans un plat allant au four. Recouvrir d'une sauce Béchamel, additionnée de gruyère ou de comté râpé. Recouvrir de chapelure. Saler légèrement au sel marin complet. Faire dorer quelques instants à four chaud.

Chou-fleur au naturel

Prendre un beau chou-fleur bien blanc, sans tache. Le laver à l'eau courante et le cuire entier à la vapeur dans une marmite spéciale ou dans très peu d'eau. Lorsque le chou-fleur fléchit sous le doigt, le déposer délicatement sur un plat. Saupoudrer de persil haché et parsemer de quelques morceaux de beurre frais ou d'un peu d'huile d'olive (et dans ce cas, si on le désire, ajouter très peu d'ail pilé).

Pâté de chou-fleur

Cuire un chou-fleur à la vapeur. Le passer au tamis. Le mélanger à un bol de béchamel épaisse, y ajouter du sel marin complet, un peu de fromage à pâte ferme râpé, un jaune d'œuf, si désiré. Verser ce mélange dans un moule beurré et cuire au bain-marie.

Démouler sur un plat. Servir avec un peu de reste de béchamel ou avec une sauce tomate.

❁ Chou rouge aux pommes

Choisir un chou rouge bien foncé. Le détailler en lanières et le faire cuire à l'étouffée, avec quelques oignons et une ou deux pommes reinettes coupées en lamelles. Cuire une heure à feu très doux.

7. Recettes diverses

❁ Soufflé d'aubergines

Ingrédients (pour six personnes) : huit aubergines + un demi-verre d'eau + trois œufs + sauce tomate + ail (éventuellement aussi cerfeuil).

Peler les aubergines, les couper en tranches larges, saler et laisser rendre l'eau. Les cuire dans une cocotte couverte, de façon à ne pas les dessécher. Egoutter et passer au tamis. Ajouter les œufs. Mettre dans un moule légèrement huilé (de préférence, huile d'arachide). Cuire dix minutes au bain-marie. Démouler et servir, après avoir recouvert de la sauce tomate parfumée d'ail.

❁ Aubergines à la provençale

Ingrédients : au moins une aubergine par personne + sauce tomate fraîche + ail + aromates + sel marin complet suivant le goût.

Choisir des aubergines de taille moyenne, fermes et luisantes. Les peler, couper dans le sens de la longueur en tranches de 1 cm d'épaisseur. Pratiquer quelques incisions sur chaque tranche et mettre à dégorger avec du gros sel pendant une heure environ. Les essuyer ensuite soigneusement.

Pendant ce temps, préparer une sauce tomate fraîche, avec ail et aromates. Cette sauce doit être bien relevée. Y mettre les aubergines et laisser cuire le tout pendant une bonne heure à feu doux. Servir lorsque les aubergines sont bien molles et tendres.

❁ Ratatouille bohémienne

Ingrédients (pour six personnes) : sept à huit aubergines + quatre poivrons + huit courgettes + dix tomates + oignons + ail + thym + basilic + romarin + quelques cuillerées d'huile d'olive + une poignée de haricot de Soissons + trois pommes de terre.

Peler les courgettes et les aubergines, les couper en petits dés, fendre les poivrons en deux, enlever le cœur et les pépins, tailler en minces lamelles. Peler les tomates et les couper en quatre.

Mettre le tout dans une casserole haute et large dans laquelle on a fait revenir à l'huile (arachide de préférence) deux ou trois oignons émincés et deux gousses d'ail. Ajouter : thym, basilic, romarin. Saler au sel marin complet.

Faire partir à feu vif. Baisser la flamme, couvrir et laisser mijoter pendant trois heures. Lorsque les légumes ont diminué de trois quarts et mijotent dans un jus abondant, ajouter les pommes de terre coupées en morceaux et une poignée de Soissons frais. Laisser cuire encore trois quarts d'heure et servir avec un peu d'huile d'olive.

❁ Ratatouille niçoise

Ingrédients : aubergines + courgettes et tomates, à poids égal + un poivron vert + un ou deux oignons émincés + un ou deux éclats d'ail pilé + une branche de thym.

Couper en tranches les courgettes, les tomates et le poivron. Passer dans une casserole. Y ajouter les oignons, l'ail et le thym.

Porter sur feu vif avec très peu d'eau (les légumes sont aqueux). Laisser mijoter doucement environ une demi-heure. On peut ajouter un peu de sel marin complet, un peu de thym avant de servir, et même du basilic frais et de l'huile d'olive.

❀ Courgettes glacées

Ingrédients : quatre courgettes de grosseur moyenne + un peu de sel marin complet, de sucre et de beurre.

Eplucher les courgettes et les couper en tranches de 4 à 5 cm. Partager ces rondelles en six ou huit quartiers, suivant leurs grosseurs, et arrondir les angles. Ranger les morceaux dans une casserole plutôt étroite que large et mouiller juste à hauteur avec de l'eau. Ajouter 5 g de sel, 20 g de sucre et l'équivalent d'un œuf de beurre.

Couvrir le récipient et laisser cuire doucement jusqu'à ce que la cuisson ait la consistance d'un sirop épais. Quand les courgettes sont bien cuites, les faire sauter dans leur eau de cuisson afin qu'elles soient bicn « glacées ».

❀ Tourte aux courgettes (première manière)

Ingrédients : quelques courgettes + un ou deux jaunes d'œufs + une pâte brisée (sans sucre).

Eplucher et cuire les courgettes à l'étouffée, avec quelques gouttes d'eau au fond de la cocotte. Les passer lorsqu'elles sont tendres et fléchissent sous le doigt. Ajouter à cette purée les jaunes d'œufs. Avec un fond de tarte en pâte brisée (sans sucre) déjà préparé, recouvrir avec la purée de courgette. Saupoudrez de gruyère, comté ou parmesan râpé. Laisser gratiner quelques minutes. Servir chaud.

Nota : une tourte aux bettes peut se préparer de la même manière en remplaçant tout simplement les courgettes par des côtes de bettes.

❀ **Tourte aux courgettes** (deuxième manière)

Ingrédients (pour quatre personnes) : deux belles tomates coupées + deux oignons + deux gousses d'ail + des courgettes coupées en morceaux + un peu d'eau.

Mêler le tout dans une cocotte au fond de laquelle on aura mis un peu d'eau. En fin de cuisson, ajouter du vermicelle pour épaissir le jus ainsi formé. Ajouter un peu de beurre ou d'autolysat de levure. Remplir une forme de pâte brisée. Réchauffer au four et servir chaud.

❀ Crosnes à la maître d'hôtel

Notes préliminaires : les crosnes frais sont blancs et brillants. On les lave dans plusieurs eaux puis, dans un torchon de cuisine avec du gros sel, bien les frotter et les relaver. Cuire quinze minutes environ dans de l'eau.

Donc, préparer des crosnes, les cuire à l'étouffée pendant environ vingt minutes. On peut servir avec persil haché ou ajouter à volonté un peu de crème fraîche ou très peu de béchamel légère.

❀ Crosnes à la polonaise

Cuire les crosnes à l'eau, les égoutter, les disposer dans un légumier. Les tenir au chaud. Faire fondre du beurre et y ajouter deux jaunes d'œufs durs pilés, un peu de mie de pain, du persil haché. Y ajouter aussi quelques gouttes de jus de citron et verser sur les crosnes.

❀ Endives au gratin

Faire cuire les endives à la vapeur ou à l'eau farineuse si elles sont trop amères. Lorsqu'elles sont cuites et égouttées, les ranger dans un plat allant au four. Les recouvrir d'une sauce Mornay (béchamel et fromage râpé). Saupoudrer d'un peu de gruyère râpé. Blondir à four chaud.

On peut supprimer la béchamel et ne saupoudrer les endives qu'avec un peu de fromage râpé et des parcelles de beurre.

❀ Epinards aux œufs

Ingrédients : un ou deux œufs par personne + un peu de fromage à pâte ferme râpé + épinards à faire préalablement bouillir à grande eau (et jeter cette eau, riche en nitrates).

Couper en deux les œufs cuits durs. Enlever les jaunes et les remplacer par de la purée d'épinards bien sèche. Disposer ces œufs dans un plat à feu. Recouvrir d'une Béchamel et saupoudrer d'un peu de fromage à pâte ferme râpée. Laisser prendre couleur quelques minutes. Avant de servir, disposer les jaunes d'œufs hachés et le reste d'épinards en garniture.

❀ Pain d'épinards

Ingrédients : trois œufs entiers + épinards (100 g). Préparer une sauce blanche ou du riz.

Cuire les épinards à l'eau bouillante salée. Egoutter et hacher. Y ajouter trois œufs entiers battus. Verser cette préparation dans un moule à cheminée beurré. Cuire une demi-heure au bain-marie. Démouler sur un plat. Dans le trou central, déposer une sauce blanche qui débordera sur les épinards, ou encore du riz préparé à l'eau et lié avec une sauce blanche.

❀ Fenouils à la crème

Couper les fenouils en quatre dans le sens de la longueur. Les cuire à l'eau. Terminer la cuisson à l'étouffée avec un peu de beurre blanc ou d'huile d'olive. Pour servir, couvrir d'une béchamel.

❁ Laitues au naturel

Faire blanchir des laitues (bien pommées) à l'eau bouillante (une par personne). Egoutter et laisser refroidir. Disposer les laitues dans un plat à gratin beurré ; saupoudrer de fromage à pâte ferme râpée. Laisser dorer très légèrement à four moyen, vingt minutes environ.

Nota : on peut opérer de la même manière avec des scaroles ou des endives.

❁ Pommes de terre Anna

Préparation simple et rapide à base de pommes de terre et d'un peu de lait, avec adjonction de fromage à pâte ferme râpée.

Couper de belles pommes de terre en tranches de 5 mm d'épaisseur. Disposer dans un plat allant au four. Placer une rangée de rondelles de pommes de terre, saupoudrer d'un peu de fromage râpé, saler, puis placer de nouveau une rangée de rondelles de pommes de terre, saupoudrer de fromage râpé, saler… et ainsi de suite.

Verser du lait bouillant de façon à affleurer le niveau supérieur des pommes de terre et porter le plat à four chaud pendant une heure environ.

Après cuisson, un peu de persil ou de cerfeuil haché en saupoudrage est généralement apprécié.

❁ Gnocchis aux pommes de terre

Ingrédients (pour cinq à six personnes) : 1 kg de pommes de terre + deux œufs + 50 g de beurre + 100 g de farine + sel marin complet.

Dans de l'eau bouillante salée, faire cuire les pommes de terre épluchées et coupées en morceaux. Ecraser finement. Incorporez deux œufs entiers et deux jaunes, 50 g de beurre et 100 g de farine, un peu de sel.

Faire alors de petites boulettes de la grosseur d'un œuf et les aplatir légèrement. Les faire pocher à l'eau bouillante salée, pendant quatre ou cinq minutes. Egoutter et disposer sur un plat allant au four. Saupoudrer de fromage râpé. Faire gratiner (légèrement) au four quinze minutes.

Purée de pommes de terre

La purée est généralement onctueuse et savoureuse lorsqu'elle est travaillée chaude avec du lait bouillant. Bien la battre au fouet, en ajoutant le lait bouillant par petites quantités.

On peut en varier le goût en y ajoutant : soit un peu de fromage à pâte ferme râpé, soit du persil ou du cerfeuil haché, soit un peu de beurre frais. Nous conseillons même le plus souvent d'y ajouter tout simplement un ou plusieurs jaunes d'œufs (certains préfèrent y ajouter l'œuf entier en fin de cuisson, ce qui assure une meilleure répartition de l'œuf dans la purée).

Une fois préparée, la purée ne doit plus cuire. La garder au chaud, en versant à sa surface un peu de lait chaud pour éviter la formation d'une croûte.

Gratin de potiron (ou potimarron)

Faire cuire, dans très peu d'eau bouillante, 1 kg de potiron épluché, coupé en gros dés. Passer en purée. Ajouter une cuillerée de farine, un peu de lait, un œuf entier et 50 g de fromage à pâte ferme râpé.

Mettre dans un plat à gratin et laisser cuire doucement au four pendant vingt minutes.

Nota : certains préfèrent mélanger un peu de pommes de terre, de maïs ou de millet au potiron (ou potimarron).

❁ **Tourte au potiron** (ou potimarron)

Même préparation que ci-dessus. Mettre la purée obtenue dans une forme de pâte briséc avant de passer au four.

❁ **Poireaux en asperges**

Cuire les poireaux à l'eau bouillante ou à la vapeur, pendant une demi-heure environ, suivant leur grosseur. On peut ajouter une croûte de pain pour absorber une partie de l'odeur. Egoutter soigneusement. Disposer sur un plat et garnir avec persil, échalotes hachées, un œuf cuit dur écrasé, un peu d'huile et de jus de citron.

❁ **Poireaux en gratin**

Cuire les poireaux à l'eau bouillante ou à la vapeur. Egoutter et ranger dans un plat à gratin. Verser dessus une sauce Béchamel additionnée d'un peu de fromage à pâte ferme râpé. Faire gratiner un quart d'heure au four chaud.

❁ **Topinambours au naturel**

Les topinambours se cuisent avec la peau, à la vapeur ou à l'eau. Les éplucher encore chauds. Lorsqu'ils sont froids, cette opération est plus difficile.

On peut les servir tels quels ou coupés en tranches avec persil, échalotes hachées, huile d'olive et jus de citron.

❁ **Topinambours au gratin**

Cuire ensemble la même quantité de pommes de terre et de topinambours. Les éplucher et les couper en rondelles.

Les disposer dans un plat à gratin avec du lait chaud additionné d'un peu d'eau et dans lequel on délaie une cuillerée à soupe de farine de blé. Saupoudrer de fromage à pâte ferme râpé. Mettre de vingt à trente minutes à four chaud.

❁ Oignons farcis

Ingrédients : deux gros oignons par personne + flocons de céréales + champignons de Paris + échalote + ail + persil haché + fromage à pâte ferme râpé + sel marin complet.

Faire blanchir les oignons dans de l'eau bouillante salée, pendant dix minutes. Pendant ce temps, faire cuire des flocons de céréales et les mélanger à des champignons de Paris, avec l'échalote et une pointe d'ail. Ajouter un peu de persil haché et de fromage râpé.

Evider les oignons, les remplir avec cette farce et les passer quinze minutes environ dans un four chaud. Ne pas les laisser trop longtemps afin qu'ils ne s'affaissent pas.

❁ Millet au naturel

Mettre le millet dans deux fois son volume d'eau froide salée. Il se cuit très facilement en trente minutes environ, à feu très doux. Quand l'eau bout, la laisser frissonner en couvrant la cocotte, sans remuer.

Ce millet peut être servi accompagné de légumes verts ou autres, avec éventuellement aussi de l'œuf entier.

Les légumes doivent être cuits au préalable et l'œuf doit être ajouté tout en fin de cuisson afin que le blanc soit pris mais que le jaune reste, si possible, pâteux.

❁ Gâteau de châtaignes

Passer au tamis, pour les réduire en purée, des marrons cuits (une livre pour deux ou trois personnes) et débarrassés de leur cuticule. Ajouter 50 g de sucre complet ou de miel et trois blancs d'œufs battus en neige. Verser dans un moule et cuire à four doux pendant une demi-heure.

Nota : on peut utiliser les jaunes d'œufs pour une crème anglaise vanillée que l'on servira en même temps.

❁ Charlotte aux châtaignes

Garnir les côtés et le fond d'un moule droit préalablement beurré, avec des biscuits à la cuillère préalablement trempés dans une crème anglaise. Recouvrir d'une couche de crème de châtaigne, épaisse et non sucrée, mélangée à de la crème anglaise. Remettre une couche de biscuits et ainsi de suite en terminant par une couche de biscuits.

Laisser reposer au frais pendant quelques heures. Tremper le moule quelques instants dans de l'eau chaude et démouler sur un plat. Garnir avec un peu du mélange des deux crèmes.

❁ Soufflé aux châtaignes

Cuire et éplucher 1 kg de châtaignes. Les passer au tamis fin en ajoutant 150 g de sucre de canne puis six jaunes d'œufs. Terminer par les six blancs d'œufs battus en neige ferme. Verser dans un moule creux en n'emplissant qu'aux trois quarts.

Mettre au four vingt minutes environ et servir aussitôt.

❁ Crème anglaise

Délayer, dans un saladier profond, quatre jaunes d'œufs et 150 g de sucre complet. Tourner très longuement afin que le mélange devienne blanc et mousseux. Pendant ce temps, faire bouillir un demi-litre de lait vanillé. Lorsqu'il bout, l'ajouter doucement au mélange ci-dessus, en tournant toujours énergiquement. Replacer le tout dans la casserole et remettre sur le feu en tournant jusqu'à ce que le mélange épaississe.

❁ Potimarron au cerfeuil

Ingrédients : un litre d'eau + 800 g de potimarron (avec ou sans la peau) + deux gros oignons + quatre cuillerées à soupe de farine de maïs + une tête d'ail + deux œufs + un demi-litre de lait de vache + une demi-cuillerée à café de sel marin complet + une demi-cuillerée à café de cumin moulu + un peu de cerfeuil.

Couper grossièrement le potimarron, l'oignon, l'ail, et faire cuire dans l'eau à feu doux pendant vingt-cinq minutes. Mélanger la farine de maïs, les œufs, le sel et le cumin au lait de vache puis ajouter le tout aux légumes cuits. Faire un ou deux bouillons. Passer le tout et servir avec un peu de persil ou de cerfeuil haché.

❁ Céleri à la farine de châtaigne

Ingrédients : un litre et demi d'eau + un bol de quinoa si possible germé + un céleri-rave moyen + un gros oignon + deux cuillerées à soupe de farine de châtaigne + deux cuillerées à soupe de crème de riz + une cuillerée à soupe de purée d'amande blanche + une demi-cuillerée à café de sel marin complet + une cuillerée à café de feuille d'aneth (fraîche ou à défaut sèche).

Couper en tranches fines le céleri-rave épluché et l'oignon. Faire cuire à feu doux dans un litre d'eau. Mélanger la purée d'amande blanche à un demi-litre d'eau. Ajouter la farine de châtaigne, la crème de riz, le sel, le quinoa, l'aneth. Mélanger bien et ajouter au bouillon. Faire un ou deux bouillons et passer le tout.

❀ Velouté de poireaux

Ingrédients : un litre d'eau + six à huit poireaux d'hiver + deux cuillerées à soupe de graines de tournesol décortiquées, germées et moulues finement + quatre cuillerées à soupe de farine de millet + un demi-litre de jus de soja (appelé encore lait de soja) + deux ou trois noix de beurre + cinq cuillerées à soupe de fromage râpé + une demi-cuillerée à café de sel marin complet + une demi-cuillerée à café de marjolaine + 100 g de mâche.

Couper le poireau en rondelles et faire cuire quarante minutes à feu doux. Dans le jus (ou le lait) de soja, ajouter la farine de millet, la marjolaine et le sel. Mélanger. Rajouter ce mélange, avec la mâche, au bouillon quand il est cuit. Laisser venir un ou deux bouillons. Passer le tout et ajouter le beurre. Dans l'assiette, on peut parsemer d'un peu de fromage râpé.

8. La merveilleuse cuisine au diable

Le diable, cocotte en terre cuite avec couvercle (appelé *Römertopf* par les Allemands), peut être utilisé dans le four ou sur la flamme d'un feu. Il est préférable de l'utiliser dans le four, bien trempé, avec une chaleur augmentée progressivement jusqu'à la température de cuisson voulue, au bout de cinq minutes environ.

Les temps de cuisson habituels sont en général prolongés de quinze à vingt minutes pour la Römertopf.

Quelques exemples pour une savoureuse cuisine santé :

❀ Potée aux lentilles germées et pommes de terre

Ingrédients (pour quatre personnes) : deux courgettes coupées en dés + deux bols de lentilles germées + quatre pommes de terre moyennes coupées en dés + une gousse d'ail pilée + basilic et persil finement hachés + un clou de girofle + thym ou sarriette en poudre + un demi-bol d'eau + fromage râpé pour servir après la cuisson.

Disposer tous ces ingrédients dans la Römertopf trempée au préalable. La déposer dans le four froid ; allumer et augmenter la température jusqu'à 200° (thermostat 4-5). Laisser cuire quarante minutes. Avant de servir, arroser d'un filet d'huile d'olive et ajouter éventuellement du persil frais haché. Présenter avec du fromage râpé.

❁ Blanc de seiche à la Römertopf

Ingrédients (pour quatre ou cinq personnes) : 400 g de blanc de seiche + 400 g de pommes de terre + 400 g de courgettes + 100 g de potimarron + 100 g de tomates bien mûres + persil, basilic, fenouil, sarriette + une gousse d'ail.

Déposer dans le diable les légumes coupés en morceaux et les pommes de terre pelées et coupées. Déposer ensuite les fines herbes et l'ail pilé, le blanc de seiche coupé en lamelles.

Mettre la Römertopf dans le four froid et augmenter progressivement la chaleur jusqu'à 200° (thermostat 4-5). Laisser cuire une heure trente. Avant de servir, arroser d'un mince filet d'huile.

Variante : le blanc de seiche cuit de cette manière se révèle particulièrement savoureux. Il peut cependant être remplacé par un autre poisson. Dans ce cas, adapter le temps de cuisson, par exemple, pour du filet de cabillaud ou de rascasse, faire cuire tous les légumes et les herbes pendant quarante minutes, ajouter le poisson et continuer la cuisson pendant vingt minutes.

❁ Gratin d'orties (ou d'épinards)

Ingrédients (pour quatre personnes) : une livre de jeunes pousses d'orties (ou un mélange d'orties et d'épinards) +

un gros oignon haché + deux gousses d'ail pilées + une cuillerée à soupe de farine T 80 + une cuillerée à soupe de levure en poudre + trois œufs + 100 g de fromage râpé + 100 g de millet + un peu de beurre + une cuillerée à café de sel marin complet + une demi-cuillerée à café de marjolaine en poudre + une demi-cuillerée à café de thym + deux cuillerées à soupe de persil haché.

Ebouillanter les feuilles d'ortie (ou d'épinard). Egoutter. Réduire en purée. Y ajouter oignon et ail, farine, levure, les trois jaunes d'œufs, sel, marjolaine, thym et persil. Bien mélanger le tout. Battre les trois blancs d'œufs en neige et les incorporer délicatement à la préparation. Garnir le fond de la Römertopf de quelques noisettes de beurre. Verser le mélange et saupoudrer de fromage râpé. Mettre la Römertopf dans le four froid, allumer et augmenter progressivement la chaleur jusqu'à 200° (thermostat 4-5). Laisser mijoter quarante-cinq minutes. Servir chaud.

❀ Poulet rôti à la Römertopf

Introduire dans un poulet prêt à cuire une gousse d'ail piquée d'un clou de girofle, une branche de thym ou de sarriette. Le poser dans la Römertopf que l'on introduit dans le four froid.

Augmenter la chaleur graduellement jusqu'à 220° (thermostat 5-6). Laisser cuire une heure trente en tout. Le poulet est prêt à servir (avec du riz, des pommes de terre, des légumes, etc.).

9. Recettes au quinoa (riz des Incas)

Cette délicieuse céréale venue du sud et du centre des Andes est pauvre en gluten et riche en protéines, en oligoéléments et en vitamines E, B1, B2, B3, B5 et B6. Elle convient parfaitement pour une alimentation de santé. On peut d'ailleurs encore l'enrichir en la mettant à germer pendant quelques jours ; la cuisson s'en trouve alors raccourcie.

Le quinoa peut servir pour le gratin, pour des galettes, des potées de légumes, des potages, des biscuits…

❁ Recette de base du quinoa

Ingrédients (pour six à huit personnes) : un bol moyen de quinoa + trois bols de liquide (eau, bouillon, jus de soja, lait de vache…) + une pincée de sel marin complet.

Porter l'eau à ébullition. Verser le quinoa en pluie. Laisser gonfler à feu très très doux pendant une heure environ.

❁ Galettes de quinoa

Ingrédients : deux bols de quinoa germé et cuit + un bol de blé germé moulu + un demi-bol de farine de blé ou d'épeautre (que le gluten rend « agglutinant ») + six œufs + 100 g de fromage à pâte ferme + une pincée de sel marin complet + condiments au choix : basilic, fenouil, carvi, aneth, marjolaine, origan, coriandre…

Mélanger tous les ingrédients. Façonner de petites galettes entre deux cuillères à soupe, à faire cuire soit à la poêle, soit dans un plat au four. Faire cuire très doucement et surtout ne pas faire roussir les galettes, ce qui les rendrait malsaines.

10. Jus de fruits et de légumes

Ces jus peuvent être pris à différents moments de la journée :

– Soit au lever (mais en évitant, par temps très froid, les jus de fruits chez les nerveux, frileux, sous-minéralisés).

– Soit une demi-heure avant les repas de midi et du soir.

Ils doivent être consommés dès que possible après leur extraction, car l'oxydation en réduit considérablement la valeur. Leur conservation par le froid ralentit la perte de vitamine C. La surgélation peut être utile pour les fruits qui n'apparaissent que brièvement sur le marché.

Plusieurs fruits ou légumes peuvent être mélangés au moment de leur consommation.

Il faut bien entendu exiger des fruits et légumes d'origine biologique. En effet, les différents traitements, par nitrates, fongicides, pesticides... peuvent les rendre toxiques. En tout cas, les poisons agro-alimentaires perturbent la digestion et le métabolisme et peuvent favoriser les états cancéreux.

Voici quelques indications utiles sur les propriétés des jus :

Jus d'abricot : vit. A et B, fer, brome, magnésium, potassium, soufre. Utile dans l'anémie et les troubles nerveux.

Jus d'ananas : vit. C et B1, potassium, sodium, magnésium, soufre, phosphore. Excellent pour la digestion des protides et en période d'infection.

Jus de bette (ou poirée) : fer, sodium et un peu de calcium. Utile dans l'hypertension artérielle, les varices et l'artériosclérose.

Jus de betterave rouge : vit. B, magnésium, phosphore, etc. Utile dans la calcification, les troubles nerveux, le diabète, l'anémie.

Jus de carotte : contient de nombreuses vitamines (A, B, C, PP, E...) et est précieux dans l'ulcère gastro-duodénal, les troubles hépatiques, rénaux, cardio-vasculaires, oculaires, nerveux, cutanés, etc.

Jus de cassis : grande richesse en vitamines et minéraux. Très utile dans les troubles de la nutrition, les états toxémiques, l'arthritisme, les états catarrhaux... Le cassis est présenté comme le fruit rajeunissant par excellence.

Jus de céleri : contient de nombreux minéraux (dont le calcium) et (pour le céleri vert) de la vitamine C. Utile dans les troubles de la calcification ainsi que dans les troubles nerveux et arthritiques.

Jus de cerise : vit. A, B et C, nombreux minéraux. Etats toxémiques, arthritisme, artériosclérose.

Jus de chou : riche en vitamine C, soufre, chlore, iode. Utile dans l'ulcère gastro-duodénal, le scorbut et les troubles des gencives et des os, la fatigue.

Jus de citron : vit. B1 et C, potassium, phosphore, calcium, soufre, etc. Très utile dans les diètes de désintoxication et, pris avec modération et suivant certaines règles, dans les troubles de déminéralisation.

Jus de concombre : potassium, sodium, chlore, calcium, phosphore, silice, soufre, vit. C. Favorable à la santé des reins et du cuir chevelu.

Jus de cresson : riche en vitamine C, soufre et plusieurs autres sels minéraux. Excellent dans les « infections » et les désordres intestinaux.

Jus de cynorhodon (fruit de l'églantier sauvage) : acides citrique et malique, tanin, pectine, nombreux minéraux et vitamines. Affections nerveuses, troubles de la nutrition, états hémorragiques, vers intestinaux.

Jus d'épinard : vit. A, B1, B2, C et PP, sodium, potassium, silice, fer, etc. Excellent dans les fermentations gastro-intestinales, les états d'intoxication, la pyorrhée.

Jus de fraises : vit. B et C, nombreux minéraux. Utile dans l'arthritisme.

Jus de groseille : vit. B et surtout C, nombreux minéraux. Favorable dans l'arthritisme, les troubles trophiques, les inflammations urinaires.

Jus de laitue : vit. A, B, C et E, fer, magnésium, silice. Favorable dans les troubles nerveux, la stérilité, la croissance, les infections.

Jus de mûre sauvage : vit. C (abondante), A et B, riche en minéraux divers. Indiqué dans la gingivite, l'ulcère, les hémorroïdes, les maladies de dénutrition.

Jus de navet : vit. C, potassium, calcium. Utile dans l'hyperacidité stomacale et pour l'ossification et la résistance des dents.

Jus de myrtille : vit. C, phosphore, calcium, manganèse, tanin, acide quinique. Utile dans le diabète, la colibacillose, les troubles de la nutrition (métabolisme des protides).

Jus d'orange : vit. A, B et C, potassium, calcium, magnésium, soufre… (voir *Citron*).

Jus de pamplemousse : voir *Citron.*

Jus de persil : vit. A (en grande quantité) et B, minéraux divers. Hypertension et troubles de la circulation, dc la croissance, de la peau et des muqueuses (eczéma, psoriasis, acné).

Jus de pomme : vit. B1, B2, C et PP, potassium, fer, sodium, magnésium. Ossification, rachitisme, santé des dents, arthrite et rhumatisme.

Jus de radis : vit. B et surtout C, ainsi qu'une gamme étendue de minéraux. En petite quantité, il est utile dans les troubles digestifs et les désordres hépatiques (jaunisse, calculs).

Jus de raisin : vit. B1, C et PP, potassium, iode et calcium… Précieux dans les troubles de la nutrition, de la calcification et de la croissance, les maladies de cœur, etc. Il est possible de vivre pendant de longues semaines de jus de raisin d'excellente qualité (dont la composition n'est pas très éloignée de celle du lait de femme).

Jus de tomate : riche en vitamine C et en sels minéraux de haute valeur. A les mêmes vertus que le citron, le pamplemousse et l'orange.

11. Revitalisation par le réjuvélac

Le réjuvélac est une boisson fermentée – pratiquement sans alcool – à base de céréales germées. Elle a été particulièrement étudiée et expérimentée par Ann Wigmore, une des fondatrices de l'Institut Hippocrate aux U.S.A.

a) Préparation

Pour obtenir un litre de réjuvélac, prendre 100 g de blé d'origine strictement biologique. Faire germer ce blé soit dans un germoir spécialisé, soit dans un ou plusieurs bocaux en verre.

Faire d'abord tremper le blé pendant huit à quinze heures. Bien entendu, n'utiliser que de l'eau exempte de toxiques.

Après le premier trempage, éliminer les impuretés, débris de paille et grains secs qui flottent.

Disposer les grains prétrempés dans le germoir ou le bocal. Rincer encore (ce rinçage sera à répéter deux fois par jour afin d'éviter le développement de micro-organismes ou de champignons nocifs).

La germination sera suffisante au bout de trois ou quatre jours à la température de la cuisine. Les germes seront alors approximativement de la longueur du grain.

Broyer ces graines germées. Pour ce faire, utiliser un hachoir à viande ou à la rigueur un mixer, avec un peu d'eau. Le broyat obtenu est ensuite disposé dans un récipient (non en aluminium ni en cuivre, de préférence en verre de bonne qualité). Recouvrir d'un litre d'eau.

Ne pas remplir totalement ce récipient pour ne pas perdre une partie de la fermentation qui va se produire. Placer les bocaux dans un endroit tempéré, mais non au soleil direct.

Surtout, ne pas fermer les bocaux avec un couvercle, mais simplement avec une étamine fixée par un élastique. L'air pourra passer librement et les gaz de fermentation s'échapperont. La gaze empêchera aussi les insectes et autres petites bêtes de parvenir jusqu'au mélange en cours de fermentation.

Agiter le fond de temps à autre afin de bien brasser le mélange. Le broyat qui monte à la surface sous l'effet des gaz de fermentation doit être bien mélangé.

Le réjuvélac est généralement prêt en deux à quatre jours. Le goûter de temps à autre pour déterminer le degré de progression de la fermentation.

Le goût doit être assez franc, assez fort (comme du petit lait), mais non désagréable. Si la préparation dégage une odeur de putréfaction, probablement le blé n'était-il pas biologique ou la préparation contenait trop de grains non germés, ou encore l'eau n'avait pas la pureté requise.

Le réjuvélac est donc prêt. Le verser dans des bouteilles à garder au réfrigérateur ou dans un endroit très frais mais de préférence pas au-delà de deux semaines.

S'il est trop vieux, le goût se renforce, la préparation est moins pétillante.

b) Consommation

Pour consommer le réjuvélac, utiliser une passoire destinée à retenir les parties solides du broyat. Un dépôt peut se produire, ressemblant à de l'amidon blanc, au fond du vase. On peut en faire un activateur de compost ou le verser sur la terre de votre jardin ou de vos fleurs.

Nous conseillons de le prendre à jeun ou une demi-heure avant le repas de midi ou du soir : deux ou trois verres à vin chaque jour.

En ce qui concerne le broyat récupéré et séché, il peut, réduit en poudre, servir de dentifrice.

Peut-on utiliser plusieurs céréales ? Le réjuvélac peut contenir un mélange de blé et de seigle, ou de blé et d'épeautre, ou de blé et de maïs.

b) Propriétés du réjuvélac

Le réjuvélac améliore la digestion car il est riche en enzymes. Il exerce une action intéressante au niveau de la flore intestinale, par sa richesse en acide lactique, notamment.

Il est nourrissant et régénérateur. En effet, il est riche en vitamines, minéraux, oligo-éléments et même acides aminés.

Note sur le café :

La caféine, même à petites doses, augmente les troubles du syndrome prémenstruel : anxiété, dépression, changement d'humeur. Une étude menée sur 841 femmes pendant quinze mois a montré, pour 603 d'entre elles, les effets pervers de la caféine (revue *Science et Avenir*, novembre 1990).

Pour ceux qui le désirent, de nombreuses recettes « allégées » et appétissantes sont indiquées dans les deux ouvrages suivants de Martine Rigaudier :

– *330 Recettes végétariennes ;*

– *Menus et recettes pour les quatre saisons ;*

tous deux publiés aux Éditions Dangles.

Table des matières

DEUXIEME PARTIE
La pratique du conditionnement opérant

TROISIEME PARTIE
L'alimentation de santé

QUATRIEME PARTIE

Menus et recettes conseillés pour la normalisation du poids

L'impression de cet ouvrage
a été réalisée par CLERC S.A.
18200 SAINT-AMAND-MONTROND
Tél. : 48-96-41-50

pour le compte des EDITIONS DANGLES
18, rue Lavoisier – 45800 ST-JEAN-DE-BRAYE

Dépôt légal Editeur n° 2025 – Imprimeur n° 5855
Achevé d'imprimer en mars 1995